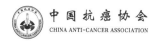

中国抗癌协会
CHINA ANTI-CANCER ASSOCIATION

皮肤、黏膜保护

中国肿瘤整合诊治技术指南（CACA）

CACA TECHNICAL GUIDELINES FOR HOLISTIC INTEGRATIVE MANAGEMENT OF CANCER

2023

丛书主编：樊代明

主　编：高天文　朱冠男　粟　娟

　　　　陶　娟　杨吉龙　李春英

U0244819

天津出版传媒集团

天津科学技术出版社

图书在版编目（CIP）数据

皮肤、黏膜保护 / 高天文等主编. -- 天津：天津
科学技术出版社，2023.6
（"中国肿瘤整合诊治技术指南（CACA）"丛书 /
樊代明主编）
ISBN 978-7-5742-1039-4

Ⅰ.①皮… Ⅱ.①高… Ⅲ.①皮肤肿瘤－诊疗 Ⅳ.
①R739.5

中国国家版本馆CIP数据核字(2023)第060339号

皮肤、黏膜保护
PIFU NIANMO BAOHU

策划编辑：方　艳
责任编辑：张建锋
责任印制：兰　毅

出　　版：天津出版传媒集团
　　　　　天津科学技术出版社
地　　址：天津市西康路35号
邮　　编：300051
电　　话：(022)23332390
网　　址：www.tjkjcbs.com.cn
发　　行：新华书店经销
印　　刷：天津中图印刷科技有限公司

开本 787×1092　1/32　印张6.25　字数96 000
2023年6月第1版第1次印刷
定价：72.00元

编委会

目录 Contents

第四章　肿瘤治疗相关皮肤、黏膜损伤的表现 ······043

第一章

皮肤、黏膜的结构与功能

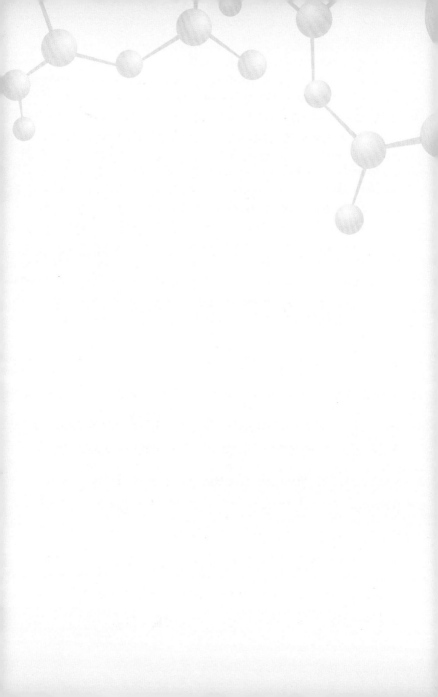

一、正常皮肤、黏膜的结构

（一）皮肤的结构

皮肤位于人体表面，在人体腔口处与其表面黏膜互相移行，具重要功能。

皮肤结构主要包括表皮、真皮和皮下组织，基底膜带连接表皮与真皮。皮肤中有多种附属器，如毛发、皮脂腺、汗腺和甲等，还含丰富脉管、神经和肌肉结构。

1.表皮

表皮由外胚层分化而来，包含的主要细胞成分有：角质形成细胞、黑素细胞、朗格汉斯细胞和梅克尔细胞等。

（1）角质形成细胞

角质形成细胞是表皮最主要细胞组分。根据不同分化阶段特点可分为5层，由深至浅分为：基底层、棘层、颗粒层、透明层和角质层。基底是一层立方形或圆柱状基底细胞，基底细胞底部借半桥粒附着在基底膜带上。棘层含有4~8层多角形细胞，该层细胞表面有许多小突起，且互相连接构成桥粒。颗粒层富含透明角质颗粒，正常情况下该层与角质层的厚度成正比。透明层仅见于表皮较厚部位，如掌跖处，包含2~3层较扁平细胞。角质层由5~20层已死亡扁平细胞组成，该层上部细胞间桥粒消失或形成残体，容易脱离。

（2）黑素细胞

黑素细胞数量与部位、年龄有关，不受肤色、人种、性别的影响。电镜下可见胞质内含特征性黑素小体，是合成黑素的细胞器，含酪氨酸酶。黑素通过黑素细胞树状突输送到基底细胞内，发挥遮挡和反射紫外线作用，以保护皮肤组织。

（3）朗格汉斯细胞

朗格汉斯细胞起源于骨髓单核-巨噬细胞，是一种免疫活性细胞，多分布于表皮中上部，占表皮细胞数量的3%~5%。发挥抗原呈递功能，在炎症状态下成熟、活化后，迁移至淋巴结并活化初始T细胞，启动免疫应答。

（4）梅克尔细胞

梅克尔细胞是与负责轻触觉的传入神经末梢相连的一种特殊上皮细胞，位于基底层细胞之间，主要集中在感觉敏锐部位，如指尖和鼻尖。

（5）表皮与真皮间连接

桥粒是连接角质形成细胞的主要结构，在角质形成细胞分化过程中，该结构可分离或重新形成，使表皮细胞不断上移至角质层并规律脱落。半桥粒是连接基底层细胞与下方基底膜带主要结构。基底膜带存在于表皮与真皮连接处，也可见于皮肤附属器与真皮之间、血管周围。

2.真皮

真皮由中胚层分化而来，主要分为乳头层及网状层，这两层无明确界限。真皮属于不规则致密结缔组织，主要成分为纤维、基质和细胞，其中纤维占主要部分。正常真皮中细胞成分包括成纤维细胞、肥大细胞、巨噬细胞、朗格汉斯细胞及噬色素细胞等。

3.皮下组织

皮下组织又称皮下脂肪层，位于真皮下方，由疏松结缔组织及脂肪小叶组成。皮下组织含脉管、神经和汗腺等，厚度随部位、性别及营养状况差异有不同。

4.皮肤附属器

皮肤附属器由外胚层分化而来，包括毛发、毛囊、皮脂腺、汗腺和甲等。

（1）毛发与毛囊

毛发由角化的角质形成细胞构成，由内向外可分髓质、皮质和毛小皮。髓质结构位于毛发中心，由2~3层立方形细胞构成。皮质是毛发主要组成部分，由梭形细胞构成。毛小皮由一层互相重叠的角化细胞构成。

毛囊是毛发生长必需的构成部分，包含上皮细胞和结缔组织。皮脂腺于毛囊部开口，自皮脂腺开口以上区域称为毛囊漏斗部，自皮脂腺开口以下至立毛肌附着处之间的毛囊区域为毛囊峡部，毛囊末端膨大呈球形，称为毛球。毛囊从内到外分为内毛根鞘、外毛根鞘和结缔组织鞘。

（2）皮脂腺

皮脂腺产生脂质，由腺泡和较短导管构成，存在于掌跖和指（趾）屈侧以外大多数部位，头面及胸背上部等处较多。皮脂腺导管在颊黏膜、唇红部、妇女乳晕、大小阴唇、眼睑、包皮内侧等特殊区域直接开口于皮肤表面，不与毛囊相连。

（3）汗腺

汗腺根据结构与功能不同分为小汗腺和顶泌汗腺。

小汗腺由分泌部和导管部构成。分泌部位于真皮深部和皮下组织，由单层分泌细胞组成。分泌细胞包括明细胞和暗细胞，明细胞主要分泌汗液，暗细胞主要分泌黏蛋白及回收钠离子；导管部管径较细，由两层立方形细胞构成。

顶泌汗腺分泌部位于皮下脂肪层，腺体是一层扁平形、立方形或柱状分泌细胞，肌上皮细胞和基底膜带包绕其外；导管与小汗腺结构相似，但直径约为其10倍。

（4）甲

甲由多层角化细胞构成，甲露于外面的部分称为甲板，周围皮肤为甲廓，甲伸入近端皮肤中的部分为甲根，近甲根处的新月形淡色区称为甲半月，甲板下皮肤区称为甲床，其中位于甲根下的区域是甲的生长区，称为甲母质。

5.皮肤的神经、脉管和肌肉

（1）神经

皮肤组织分布有丰富神经，包括感觉和运动神经。感觉神经由神经小体和游离神经末梢组成，神经小体分囊状小体和非囊状小体（如梅克尔细胞-轴突复合体）。游离神经末梢主要分布在表皮下和毛囊周围，呈细小树枝状分支。运动神经来自交感神经节后纤维。

（2）血管

皮肤血管分布于真皮及皮下组织内，由内而外分别为皮下血管丛、真皮下血管丛、真皮中静脉丛、乳头下血管丛、乳头层血管丛，大致呈层状分布，平行于皮肤表面。皮肤小动脉及微动脉都具有3层血管结构，即内膜、中膜和外膜。皮肤毛细血管由单层内皮细胞构成管壁，相邻内皮细胞间有细胞连接，构成连续型血管。

（3）淋巴管

皮肤毛细淋巴管起始于真皮乳头层，逐渐汇合为管壁较厚淋巴管，再汇入皮肤深层和皮下组织大淋巴管，最后进入全身大循环。毛细淋巴管管壁仅由一层内皮细胞及稀疏的网状纤维构成。

（4）肌肉

皮肤主要由两种肌肉类型构成，最常见的是平滑肌，多见于立毛肌、阴囊肌膜、乳晕、血管壁及汗腺周围肌上皮细胞。另一种则是横纹肌，主要位于面颈部，构成表情肌及颈阔肌。

（二）口腔黏膜结构

口腔黏膜和健康皮肤具许多共同特征，但具内在的组织学差异。它由两层结构组成：带有基底膜的黏膜上皮以及包括牙槽上纤维组织、血液、淋巴管和神经在内的下层结缔组织。通常黏膜上皮由数层立方形细胞构成，上皮细胞下方的组织为固有膜及黏膜下层，黏膜的固有膜相当于皮肤真皮的乳头层，黏膜下层相当于真皮的网状层及皮下组织。但黏膜最外层常无颗粒层和角质层，角化部位存在于口唇皮肤与黏膜移行区。黏膜上皮的细胞虽由基底细胞分化而来，但不一定经过像皮肤那样的层次和形态变化。与皮肤相比，口腔黏膜上皮通常更厚，腭和颊黏膜细胞层更多，基底层增殖率也更高。

二、皮肤、黏膜的功能

皮肤覆盖人的整个体表，具屏障和吸收、分泌和排泄、体温调节、感觉、免疫、代谢等重要生理功能，参与全身各种功能活动并维持内环境稳定。

口腔黏膜与皮肤相似，通过其物理和免疫屏障功能保护身体免受环境暴露、物理和化学损伤、微生物和毒素侵害、防止体液流失。此外，口腔黏膜拥有仅次于肠道的多样化微生物群，共生微生物定植在牙齿表面和口腔黏膜软组织中，维持口腔健康，与宿主保持动态平衡。

（一）屏障与吸收功能

人体正常皮肤不仅可抵御外界有害因素损伤，还可防止组织内各种营养物质、水分、电解质等丢失。皮肤对物理性损伤的屏障作用体现在机械性损伤的防护、光防护及电损伤防护作用。皮肤主要通过角质层实现对化学性刺激的防护。皮肤可通过自身组织结构及生理特性防御病原微生物侵入，同时皮肤表面定植的共生微生物群也可从多个方面加强其屏障功能。此外，皮肤的角质层结构具有半透膜功能，可封锁体内营养物质、电解质和水分。

皮肤主要通过角质层、毛囊、皮脂腺、汗腺进行经皮吸收，其中角质层是皮肤吸收的主要途径。皮肤的吸收功能受皮肤本身的结构和位置、角质层的水合程度、被吸收物质的理化性质、外界环境因素、病理情况等因素的影响而有所不同。

（二）分泌和排泄功能

皮肤主要通过汗腺和皮脂腺来完成其分泌和排泄功能。

汗腺分为小汗腺和顶泌汗腺，两种腺体有不同生理活动，但都有分泌和排泄汗液的能力。

小汗腺分泌能维持体内电解质平衡，该过程受体内外温度、精神因素、药物及饮食影响。青春期顶泌汗腺分泌旺盛，尤在情绪激动和环境温度增高时增加。

皮脂腺分泌和排泄能产生皮脂。该过程受各种激素影响，此外年龄、性别、人种、温度、湿度、部位、营养等因素也会影响其分泌。皮脂包含多种脂类，能参与形成皮表脂质膜、润滑毛发及皮肤、防止皮肤干裂，其脂酸作用可轻度抑菌。

(三) 感觉功能

皮肤是人体最大感觉器官，受多种感觉神经元亚型支配，感知疼痛刺激的痛觉感受器、传递瘙痒的瘙痒感受器、记录温度信息的温度感受器等将疼痛、温度、瘙痒和触碰等信息传递至中枢神经系统，从而产生不同性质感觉。此外，由几种不同感受器或神经末梢共同感知，由大脑皮质综合分析后还可产生复合感觉，如潮湿、干燥、粗糙、平滑等。

(四) 体温调节功能

皮肤具有体温调节作用，使产热和散热过程动态平衡，以维持正常体温，从而支持机体进行新陈代谢和正常生命活动。皮肤可通过温度感受器来感受环境温度变化，并向体温调节中枢传递相应信息；此外皮肤可接受中枢信息，通过骨骼肌运动、汗液分泌、交感神经调节血管舒缩等反应调节体温。

（五）免疫功能

皮肤是人体抵御外界环境有害物质的第一道防线，不仅有较强非特异性免疫防御能力，且具非常重要的特异性免疫功能，是一独特免疫器官。皮肤驻留的免疫细胞主要包括淋巴细胞、巨噬细胞、树突状细胞、粒细胞等，此外中性粒细胞很少在健康皮肤中发现，因此不是皮肤驻留细胞。皮肤免疫系统的体液成分包括细胞因子、免疫球蛋白、补体、抗微生物肽、神经多肽等。

（六）代谢功能

由于其独特的解剖结构和生理功能，皮肤的生化代谢有一定特殊性。皮肤新陈代谢包括糖类、脂质和蛋白质代谢。皮肤是机体水分贮存的一个主要场所，当人体脱水时，皮肤可提供水分以维持循环血容量稳定。皮肤中的电解质主要贮存于皮下组织，能维持细胞间晶体渗透压和细胞内外酸碱平衡。

第二章

肿瘤患者的
皮肤、黏膜特点

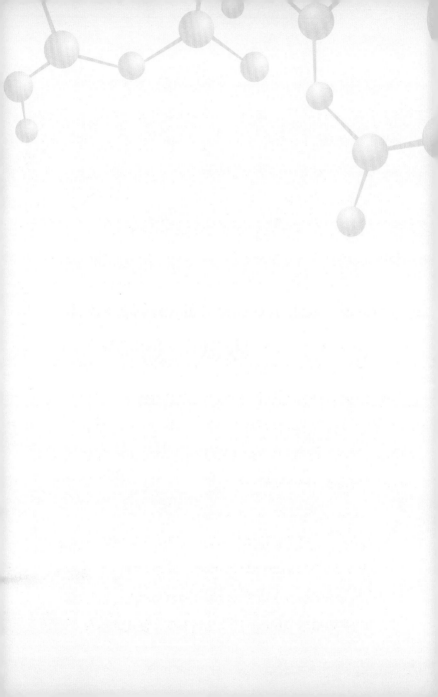

肿瘤患者皮肤、黏膜特点是肿瘤发生、发展及诊疗过程中所有直接或间接影响产生的一组皮肤及皮下组织的损伤，使皮肤的结构、代谢、合成、防护、吸收、感觉、分泌和排泄、体温调节、免疫、美学等功能障碍，出现相应的病理生理变化的一组临床综合征。主要包括皮肤原发肿瘤、内脏肿瘤及内脏转移性肿瘤及肿瘤医源性损伤导致的损伤。恶性肿瘤相关皮肤、黏膜改变常由一组广泛的过度增生性和炎性反应、肿瘤产生激素或代谢因素引起的疾病，或自身免疫性结缔组织疾病组成。直接损伤是指原发于机体各个系统的肿瘤或全身其他部位发生肿瘤转移累及皮肤及皮下组织所造成的损伤。间接损伤是指由肿瘤产物导致的异常免疫反应或其他不明原因的副瘤综合征。医源性损伤是指在肿瘤治疗过程中手术、化疗、放疗、分子靶向治疗、细胞免疫治疗等多种治疗方式造成的皮肤组织损伤。

一、皮肤原发肿瘤

现已明确紫外线是导致皮肤肿瘤的重要因素，如Bowen病、基底细胞癌、鳞状细胞癌、黑色素瘤、光化性角化病等疾病均与紫外线或长期光照密切相关。紫外线的长期累积暴露可加速皮肤老化与癌变，使皮肤生物学及临床反应发生改变，包括急性损伤（日晒伤）和慢性损伤（光老化、光癌变或色素沉着等）。紫外线导致的皮肤光老化和光癌变病理生理变化如下：

（一）老化

UVA具有较高穿透能力，辐射穿透真皮乳头层影响真皮甚至皮下组织区域的成纤维细胞、血管内皮细胞和朗格汉斯细胞等，激活基质金属蛋白酶（matrix metallo-proteinases，MMP）家族，促进皮肤胶原蛋白及弹性纤维降解，使皮肤表皮萎缩、色素沉着、毛细血管扩张等老化现象。

（二）皮肤肿瘤

1.日光性角化病（原位癌）、基底细胞癌及鳞状细胞癌

日光性角化病皮损为边界不清的肤色至淡红褐色或淡黄色斑片或丘疹，上覆有不易剥脱的黏着性鳞屑。基底细胞癌最具特征的表现为损害周边可见珍珠样隆起，表面常有毛细血管扩张。皮肤鳞状细胞癌呈红色斑丘疹、结节或斑块，可有鳞屑及溃疡，而口唇鳞状细胞癌常表现为小溃疡，反复出现不易治愈。

UVB可导致嘧啶二聚体及6-4光产物（6-4）PP的

形成，从而诱导端粒末端转移酶的变异和p53基因过度表达引起日光性角化病。当UVB损伤DNA造成p53突变后，突变型p53失去对细胞周期的正常调控，使受损DNA继续复制，从而提高了染色体畸变偶发率和遗传不稳定性，角质形成细胞极易发生克隆增生和恶性转化导致鳞状细胞癌发生。UVA导致细胞自由基生成、脂质过氧化能力增强，间接产生活性氧从而导致DNA氧化性损伤而致单链及双链断裂。p53缺失增加了G蛋白偶联受体样蛋白（smoothened，SMO）表达，上调Hedgehog途径活性，最终使角质形成细胞经诱导突变形成基底细胞癌。

2.黑色素瘤

皮肤、黏膜黑色素瘤具有ABCDE的大体观，即不对称（A，asymmetry）、边缘不规则（B，border）、颜色不均匀（C，color）、直径大于6 mm（D，diameter）和皮损隆起或进展（E，elevation/evolving）等特征。

UVA通过多种信号机制比如Sestrin2，负性调节Nrf2，以促进黑素细胞中的氧化应激积累，也抑制8-氧鸟嘌呤DNA糖苷酶1（8-oxoguanine DNA Glycosylase，OGG1）识别，损害氧化损伤的修复并进一步促进氧化应激，诱导DNA损伤。UVB暴露引发皮肤黑素细胞中CCR2和ATF2的上调，促进巨噬细胞和中性粒细胞浸润，刺激巨噬细胞产生CCL2、MMP-9和IFN-γ。巨噬细胞和中性粒细胞募集产生的炎症反应促进血管生成，以及黑色素瘤细胞的侵袭、存活和转移。细胞周期调控、凋亡相关信号通路MAPK、PI3K/AKT、NF-κB、Wnt、MITF等的失调促进黑色素瘤发生发展。蛋白信号途径激活与基因突变相关：如突变的BRAF上调其自身激酶、MEK和ERK的活性，从而促进细胞增殖。皮肤黑色素瘤常见突变基因有BRAF、CDKN2A、NRAS和TP53等。

二、内脏肿瘤的皮肤、黏膜特点

内脏恶性肿瘤患者皮肤、黏膜表现可能是内脏恶性肿瘤的第一个征兆，亦有罕见情况下，恶性瘤细胞可直接扩散至皮肤或转移性浸润，可作为诊断内脏恶性肿瘤的首发标志。

（一）肺恶性肿瘤皮肤、黏膜特点

肺恶性肿瘤相关皮肤、黏膜特点以副瘤综合征为主，了解内脏恶性肿瘤皮肤体征有助于发现隐匿性肿瘤。副肿瘤性皮肤病表现具有异质性，包括异位促肾上腺皮质激素（adrenocorticotropic hormone，ACTH）综合征、支气管类癌变异综合征、继发性肥大性骨关节病/杵状指、匐形性回状红斑、恶性黑棘皮病、Leser-Trélat征、牛肚掌、毳毛性多毛症、副肿瘤性肢端角化症和皮肌炎。

肺恶性肿瘤的皮肤表现以副瘤性综合征为主，是异位内分泌综合征的结果，由激素分泌性肿瘤引起。

1. 异位ACTH综合征

副瘤性异位ACTH综合征中最常见表现是皮肤色素沉着，而库欣综合征患者中此种情况发生率不到10%。皮肤色素沉着过度可能是由释放的前阿片黑素细胞皮质激素（proopiomelanocortin，POMC）引起，这是一种ACTH前体肽，也包括黑素细胞刺激素（melanocyte stimulating hormones，MSH）的氨基酸序列。过量皮质醇还可导致葡萄糖耐受不良、高血压和低钾性代谢性碱中毒。同时重症肌无力样表现伴近端肌肉严重无力也可能是一个体征。在长期存在异位ACTH综合征可能出现典型的库欣综合征，综合征表现为向心性肥胖、萎缩性条纹（妊娠纹）、多毛症和易挫伤。

导致异位ACTH综合征常见肿瘤是支气管类癌、小细胞肺癌和腺癌、甲状腺癌、肝癌、嗜铬细胞瘤等。

2.支气管类癌变异综合征

典型类癌综合征包括面部、颈部和胸部的间歇性潮红，持续时间从30秒到30分钟，经常伴随腹泻和支气管痉挛，被认为与原发肿瘤释放5-羟色胺和5-羟色氨酸有关。长期并发症包括毛细血管扩张和心脏瓣膜病。但在支气管类癌中潮红更严重，持续时间更长（持续数小时至数天），并可伴有焦虑和意识模糊。

3.匐行性回状红斑（erythema gyratum rapens，EGR）

EGR的病变是瘙痒性斑块，具锯齿状、多环形态。皮疹迅速扩散，常从躯干开始扩散至四肢，瘙痒显著，患者常有外周嗜酸性粒细胞增多。70%EGR患者患恶性肿瘤。肺癌最常见（43%），其次是胃癌、食管癌和乳腺癌。EGR比恶性肿瘤诊断平均早7个月。EGR发生机制可能与肿瘤产生的抗原抗体免疫复合物的皮肤沉积有关。通常情况下，治疗原发恶性肿瘤后皮肤损害可消退。

4.恶性黑棘皮病（acanthosis nigricans，AN）

AN表现为皮肤黑褐色天鹅绒样至疣状、角化过度斑块，累及部位广泛且不典型（可累及口腔、手足）。

该疾病发病迅速、进展快，并伴有瘙痒。胃癌最常见，其次是肺癌。同时发生多发性皮赘、Leser-Trélat体征和牛肚掌。肿瘤诱导的生长因子，如转化生长因子-α（transforming growth factor-α，TGF-α）、胰岛素样生长因子-1（insulin like growth factor-1，IGF-1）和成纤维细胞生长因子（fibroblast growth factor，FGF）参与恶性肿瘤相关AN发生。治疗原发恶性肿瘤可缓解。

5.牛肚掌（掌棘皮症）

牛肚掌特征是手掌皮肤柔软增厚，呈崤状或皱纹状，常与AN并存，肺癌最常见，其次为胃癌，机理同AN。

6.毳毛性多毛症（hypertrichosis lanuginosa，HLA）

副瘤性HLA以头尾方式进展，从额头、耳朵、鼻部和颞部开始，可进展至躯干和四肢，但不累及手掌、足底和生殖器。多毛症也与恶性肿瘤相关。当与基础肿瘤相关时，HLA被称为"恶性进展"。结直肠癌最常见，其次为肺癌、乳腺癌。肿瘤生成的成纤维细胞生长因子可致副瘤性HLA中毛发生长增加，可在恶性肿瘤之前或之后诊断，并可通过治疗原发瘤缓解，但大多数患者诊断时已发生恶性转移。

7. 上腔静脉综合征（superior vena cava syndrome, SVCS）

上胸部可见浅表血管扩张和充血。也可发生面颈部水肿、声音嘶哑和眼球突出。SVCS最常见原因是恶性肿瘤，肺癌最常见，尤其是中央型小细胞肺癌。高达4%肺癌将发生SVCS，小细胞肺癌该比例增加至10%。治疗原发瘤可缓解。

8. 皮肌炎

皮肤损害有水肿性紫红色斑（Heliotrope征）、Gottron丘疹和皮肤异色症。确诊为皮肌炎的成人（尤其是60岁以上）发生恶性肿瘤风险较高，常见于肺癌、胃肠肿瘤（特别是肝癌）、乳腺癌和妇瘤（特别是卵巢瘤）。最常见肿瘤诊断时间是在皮肌炎发作前或后2年内。应与实验室评估一起进行适合年龄的肿瘤筛查。皮肌炎病理生理机制尚不清楚，可能与肿瘤诱导的周围细胞外基质改变导致非病变组织的抗原性致癌相关。

（二）肝脏恶性肿瘤

肝脏恶性肿瘤皮肤、黏膜表现常见有皮肤、黏膜黄疸、皮肤血管异常（肝掌、蜘蛛痣等）、皮肤瘙痒以及非恶性皮肤疾病等。

1.黄疸

肝脏肿瘤（如肝细胞癌）致肝细胞广泛病损时，胆红素摄取、结合和排泄功能障碍，相当量的非结合胆红素潴留于血中，同时因肝细胞损害和肝小叶结构破坏，致使结合胆红素不能正常排入细小胆管而反流入血，发生肝细胞性黄疸。

癌肿侵犯或压迫肝内胆管或肝门淋巴结压迫胆管，或其他部位肿瘤扩散到肝脏，如胰腺癌或结肠癌，由于肿瘤阻塞胆总管，胆红素无法排出，发生肝外胆汁淤积，出现梗阻性黄疸。

2.皮肤血管异常（肝掌、蜘蛛痣等）

由于肝细胞功能衰竭，主要在肝脏灭活雌激素水平增高，在外周组织雄激素转换为雌激素转换率增高，患者可出现肝掌、蜘蛛痣等皮肤表现。由于肝脏合成障碍导致凝血因子合成减少，凝血酶原时间延长，血小板有质与量的降低，在皮肤则表现为瘀点、瘀斑、紫癜，黏膜易出血（如鼻出血、牙龈出血）。当伴门静脉高压时，腹壁上可见静脉曲张。

3.瘙痒

发生黄疸时，可出现不同程度瘙痒，尤其是胆汁淤积性黄疸，其参与瘙痒的介质有胆汁盐、组织胺、血清素、类固醇、内源性阿片类和溶血磷脂酸。

4.正圆形秕糠疹（pityriasis rotunda，PR）

PR是一种边界清楚的圆形皮损，可表现为1~30 cm大小单发或多发椭圆形皮损。常见于躯干、侧腹和下肢，分为Ⅰ型和Ⅱ型，其中Ⅰ型常与恶性肿瘤有关，治疗原发肿瘤后可消退。

5.落叶型天疱疮（pemphigus foliaceus，PF）

PF是一种浅表水疱性病变，伴大疱形成。PF是一种类似于寻常型天疱疮（pemphigus vulgaris，PV）Ⅱ型自身免疫性皮肤病，IgG和补体沉积在真皮表皮交界处，与淋巴增生性肿瘤相关，亦可能与肝癌有关。

6.迟发性皮肤卟啉病（porphyria cutanea tarda，PCT）

PCT以水疱和大疱为主要表现，见于手背和其他日光暴露部位。分为Ⅰ型（获得性）和Ⅱ型（非获得性），后者患肝癌风险增加。

（三）血液系肿瘤

主要为白血病（包括血小板减少性紫癜），其皮肤黏膜表现为：

1.出血

白血病患者可出现皮肤、黏膜瘀点、瘀斑、牙龈渗血和鼻出血，或可见大块瘀斑和血疱伴疼痛。由于血小板减少或血小板聚集功能下降、凝血功能障碍、血管壁损伤等原因导致。

2.贫血

白血病患者皮肤、巩膜苍白，呈贫血貌，其原因有：①白血病细胞克隆能抑制正常多能造血干细胞以及红系祖细胞；②脾大致脾功能亢进；③自身免疫性溶血性贫血；④药物或化疗继发的骨髓抑制；⑤无效性红细胞生成。

3.感染

常伴有蜂窝织炎等皮肤感染，是由白血病细胞抑制骨髓正常粒系祖细胞的生成，以及化疗药物对骨髓的抑制毒性原因所致。

4.其他

慢性粒细胞白血病因嗜碱性粒细胞增多，组胺释放出现荨麻疹、皮肤瘙痒等。偶有中性粒细胞浸润至真皮层而表现为急性发热性中性粒细胞皮病（Sweet综合征）。

（四）皮肤转移瘤

据报道，在内脏恶性肿瘤患者皮肤转移瘤发病率为5%~10%。另一研究在恶性肿瘤最常见转移部位中皮肤位居第18位，恶性黑色素瘤和乳腺癌皮肤转移最常见，其次为结直肠癌和肺癌、前列腺癌。在儿童神经母细胞瘤和横纹肌肉瘤是最常见皮肤转移瘤。皮肤转移性病变偶尔是原有内脏恶性肿瘤的首发临床表现，与原发瘤具相同组织学特征，大于60%为腺癌，约15%为鳞状细胞型。

皮肤转移瘤最常见表现为突然出现的多发、散在、无痛、可活动的结节及溃疡，也可表现为斑块或脱发区，需与皮肤原发瘤相鉴别。根据原发瘤性质，转移瘤也可有各不相同临床表现。

三、肿瘤治疗相关皮肤表现

（一）移植物抗宿主病（graft versus host disease, GVHD）

GVHD是由于供体的T细胞识别受体组织抗原并发动免疫攻击而产生的一种免疫性疾病，也是异体造血干细胞移植后常见并发症，主要累及皮肤、肝脏和胃肠道，可分为急性与慢性两类。

1.急性GVHD

急性GVHD通过以下三个过程发生：

（1）移植前受化学或放射性预处理损伤受体的组织导致多个炎症因子释放（细胞因子风暴）及抗原递呈细胞的活化。

（2）供体中含有成熟淋巴细胞进入具有炎症性细胞因子环境，接触到表达不同宿主抗原，引起供体T细胞活化与增生。

（3）同种异体反应性T细胞扩增形成细胞毒性效应T细胞释放炎性细胞因子，进而诱导组织损伤。

急性GVHD皮肤表现最常见，可见始于面部、耳、手掌和足底的红斑、斑丘疹或麻疹样皮疹。皮损扩散至躯干，可发展呈红皮病，严重时发生中毒性表皮松解性坏死症（toxic epidermal necrolysis，TEN）。有瘙痒感。非特异性临床表现与毛发红糠疹、获得性鱼鳞病和寻常型银屑病样皮疹相似。黏膜亦可受累，如口腔、眼、生殖器黏膜等。

2.慢性GVHD

慢性GVHD皮疹表现多样化，可见口腔扁平苔藓样皮损、硬皮病样皮疹和皮肤异色病皮疹，其他相关的临床症状还包括脱发、指（趾）甲发育不良、结膜炎、角膜炎等。发病机制尚未清楚。

（二）放疗

放疗是恶性肿瘤综合治疗的重要组成部分，在肿瘤治疗的各阶段发挥作用。射线必须穿透皮肤组织才能治疗浅表或深部的肿瘤，因此在一定程度上会损伤表皮及皮肤基底层细胞。由于皮肤对辐射敏感，其严重副作用之一为皮肤损害。放疗引起的皮肤损伤有多种形式，在急性阶段皮肤可出现毛囊丘疹、红斑、水疱、糜烂或溃疡，这种急性反应通常在放疗完成后1~2周达到高峰，而后缓解。随着放疗时间的延长，部分损伤未得以修复呈慢性损伤，如皮肤纤维化、持续色素沉着或皮肤溃疡，甚至出现放疗后的皮肤黏膜恶性肿瘤，如皮肤鳞状细胞癌。

辐射通过对基底层细胞和皮下小血管的直接损伤、血管破坏、自身免疫及自由基损伤等机制引起皮肤及皮下组织破坏和炎症反应。

第三章

肿瘤治疗相关皮肤、黏膜损伤机制

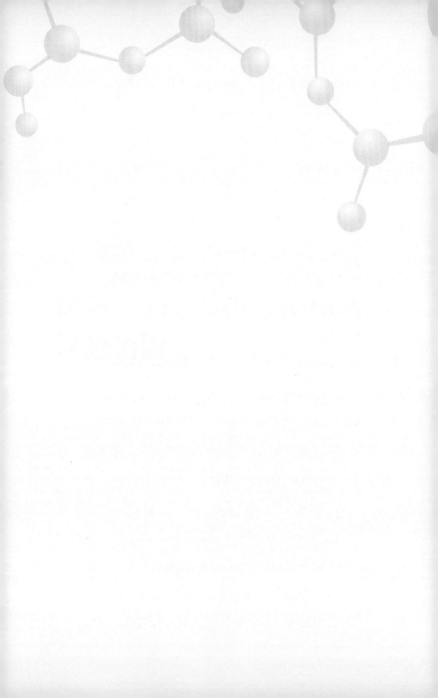

肿瘤患者在接受局部或系统药物治疗的过程中，也可出现治疗相关的皮肤、黏膜损伤。具体的机制可包括：

一、药物超敏反应

（一）速发型反应/Ⅰ型反应

Ⅰ型反应特点是发生快，消退也快，可致生理功能紊乱，具个体差异及遗传倾向，主要机制是抗原诱导机体产生IgE并结合到肥大细胞或嗜酸性粒细胞表面，导致细胞脱颗粒并释放组胺及其他生物活性介质。顺铂、卡铂、奥沙利铂等铂类药物引起的输液反应大多是典型的Ⅰ型反应。荨麻疹、瘙痒、血管性水肿及全身性过敏反应的其他症状常在给药后1 h内出现，也可在给药后24 h才出现。尽管如此，1 h足以鉴别大多数速发型反应，若再次暴露于同样药物，则这类患者有再次发生全身性过敏反应的可能。

（二）Ⅱ型反应

Ⅱ型反应涉及抗体介导的细胞破坏，特点是IgG/IgM结合细胞表面抗原。IgG/IgM与细胞表面成分的结合通过调理和吞噬作用损伤靶细胞、炎症损伤及ADCC作用三种机制引起免疫损伤，临床可表现为天疱疮、溶血性贫血、输血反应等。

(三) Ⅲ型反应

Ⅲ型反应是因抗原-抗体复合物形成并沉积于组织所导致。复合物沉积的常见部位包括小动脉、肾小球和关节的滑膜囊，从而分别引起脉管炎、肾小球炎和关节炎。因此，与Ⅲ型反应相关的症状是由免疫复合物沉积的部位决定，而不由抗原来源决定。参与Ⅲ型反应的抗原可为自身的，如包括狼疮在内的自身免疫性疾病；也可为外来的，如各种药物引起的血清病反应，包括蛋白质（如胸腺球蛋白）或小分子药物（如青霉素或普鲁卡因胺）。

(四) Ⅳ型反应

Ⅳ型反应不由抗体介导，是在抗原刺激下产生效应T细胞，导致单个核细胞浸润的一种炎症性免疫应答。反应发生较慢，常在抗原暴露后数小时或多日发生，因此称迟发型超敏反应。有些情况下也涉及其他细胞类型，如巨噬细胞、嗜酸性粒细胞或中性粒细胞。由化疗药引起的典型Ⅳ型变态反应有局部用氮芥导致的接触性皮炎。

根据产生的细胞因子及细胞类型不同，T细胞可产生不同形式的炎症反应，进而引起从Ⅳa-Ⅳd的不同亚型反应。由于皮肤贮存有大量的T细胞，所以涉及T细胞的反应有较突出的皮肤表现。很多皮肤T细胞接触抗原后成为效应性记忆细胞，在免疫原性物质穿透皮肤屏障或从循环扩散至皮肤内时可迅速发生反应。已公认的皮肤受累表现如下：

1. 接触性皮炎

接触性皮炎是局部用药产生的一种反应，表现为红斑、水肿并伴水疱或大疱，水疱或大疱往往破裂并留痂。亚急性和慢性接触性皮炎的特征包括苔藓样变、红斑及鳞屑。

2. 斑丘疹（包括麻疹样皮疹）

斑丘疹是迟发型药物反应最常见形式之一，原因包括Ⅳ型免疫反应及其他机制。俗称为"皮疹"，通常涉及有不同程度的细胞浸润，因此呈红斑、凸起样皮损外观。

3. 对称性药物相关性间擦部及屈侧疹（symmetrical drug-related intertriginous and flexural exanthema, SDRIFE）

旧称"狒狒综合征"，是一种独特药疹，常在暴露于药物后数小时至数日发生，表现为臀部/肛周或腹股沟/生殖器周围区域分界清楚的 V 形红斑，常累及至少一个其他屈侧区域，如腋窝、肘或膝。有些类型的 SDRIFE 可能与急性发热性嗜中性皮病有关，如急性泛发性发疹性脓疱病（acute generalized exanthematous pustulosis，AGEP）。

4.急性泛发性发疹性脓疱病（AGEP）

AGEP 是一种罕见类型的反应，特征为无菌性的浅表脓疱，通常在应用致病药物后 24 h 内出现。

5.药物热

发热可以是药物超敏反应的唯一症状或最显著症状，在少部分病例中可伴非荨麻疹性皮疹或其他器官受累。

6.Stevens-Johnson 综合征（SJS）和中毒性表皮坏死溶解症（TEN）

严重起疱性皮炎（如 SJS 和 TEN）是可能危及生命的反应，特征包括发热及导致表皮坏死和脱落的皮肤、黏膜病变。

7.药物诱发的超敏反应综合征（DiHS/DRESS）

DiHS（drug-induced hypersensitivity syndrome）又称为 DRESS（drug reaction with eosinophilia and systemic symptoms），是严重药物超敏反应，可出现皮疹、发热（38℃~40℃）和多器官衰竭。肝脏、肾脏、心脏和/或肺是 DiHS/DRESS 最常累及器官。目前对这一综合征的最准确命名仍有争论，因为仅有约70%的病例出现外周嗜酸性粒细胞增多。存在非典型淋巴细胞（激活的 CD8+ 淋巴细胞）是更一致的表现，这些细胞在停药后仍可持续存在数月。

（五）其他类型

还有两种免疫性药物反应不能通过 Gell 和 Coombs 系统分类，即药物诱导的自身免疫性疾病和固定型药疹。

1.药物诱导的自身免疫性疾病

狼疮样疾病是典型例子，使用了普鲁卡因胺、苯妥英、异烟肼、柳氮磺吡啶、胺碘酮、米诺环素和青霉胺等药物后可发病。暴露于青霉胺后可引起天疱疮样疾病。IgA 大疱性皮肤病与万古霉素及多种其他抗生素药物相关。

2.固定型药疹

主要特征是每次摄入特定药物时，身体固定位置出现皮疹。皮疹为伴浅灰色或明显大疱的红斑性和水肿性斑块。再次用药时，病变恰好在同一部位复发（常为唇和舌、外生殖器、面部和肢端），会留下炎症后色素沉着。

二、免疫相关皮肤、黏膜不良事件

免疫检查点抑制剂（immune checkpoint inhibitors，ICIs）对晚期肿瘤患者有显著疗效，然而CTLA-4和PD-1的抑制导致一般免疫增强，对正常器官系统和组织造成额外损害，临床上可能表现为自身免疫样/炎症性副作用，称为免疫相关不良反应（irAE）。其发生机制取决于所用ICIs疗法类型，CTLA-4抑制剂可诱导若干细胞的改变，如促进T细胞活化和增殖、使得$CD4^+CD25^+$Treg细胞存活受阻和17型T辅助细胞（Th17）数量增加，此外还可诱导抗肿瘤T细胞与正常细胞上抗原之间的交叉反应和自身抗体的产生。PD-1和PD-L1抑制剂则导致Treg细胞存活数量减少和Treg细胞抑制功能降低，以及细胞因子产生增加。

irAE发生于皮肤、胃肠、肝脏、内分泌等系统，见于90%接受CTLA-4抑制剂治疗的患者，70%接受PD-1/PD-L1抑制剂治疗的患者，以及几乎所有接受联合治疗的患者。使用糖皮质激素、TNF-α拮抗剂、吗替麦考酚酯或其他免疫抑制类药物常可有效治疗irAE。

皮肤部位的irAE是最早且最常见的毒性反应，由于淋巴细胞丰富，皮肤常受影响，损害由ICIs诱导的T细胞激活引起。皮肤毒性在表型上非常多样，皮肤炎症反应是最常见的表现，但也存在免疫性大疱病、血管炎、中性粒细胞性皮肤病等表现，罕见情况下还会产生重度皮肤药物反应。需根据疾病严重程度及对患者功能状态的影响来考虑皮肤irAE的治疗。

（1）斑丘疹是免疫抑制剂治疗中观察到最常见的皮肤副作用，也最先出现，常累及躯干和四肢，也常累及面部。与抗PD-1/抗PD-L1和联合治疗相比，CTLA-4抑制剂和联合治疗导致皮疹产生的风险增加。

（2）苔藓样药疹相对常见，继发于许多药物，包括β-肾上腺素能阻滞剂、抗疟药、青霉胺、奎宁、抗高血压药物、质子泵抑制剂、静脉注射免疫球蛋白（IVIGs）、抗肿瘤坏死因子-α（TNF-α的单克隆抗体，如依那西普、阿达木单抗、英夫利昔单抗）和抗CD20（利妥昔单抗）等。

（3）大疱性类天疱疮（bullous pemphigoid, BP）是一种自身免疫性皮肤病，其中IgG抗体与半桥粒蛋白和基底膜带半桥粒蛋白180与230结合，导致补体系统激活并促进炎症细胞在半桥粒部位的浸润。在BP中，紧张性大疱可出现在皮肤的任何部位。免疫抑制剂诱导大疱性类天疱疮的机制目前尚不清楚。

三、细胞毒性药物的皮肤、黏膜副作用

（一）手足综合征

肢端红斑也称为掌跖感觉丧失性红斑、化疗导致的四肢末端红斑。表现为手掌和脚底疼痛性红斑（皮肤发红），伴或不伴大疱（大水疱）。还可能发生肿胀、刺痛、角化过度、皲裂和溃疡。这些症状之前可能出现感觉迟钝（皮肤感觉改变）。确切发病机制尚不清楚。推测主要是由肿瘤患者接受化疗药和分子靶向药引起，其中以卡培他滨最严重，随着卡培他滨使用范围扩大，手足综合征越来越多，该病可影响肿瘤药物疗效并严重降低患者生活质量。本病主要通过药物进行治疗，一般预后较好。

（二）脱发

化疗药物引起脱发主要为两种方式：生长期脱发，指对快速分裂的毛发细胞毒性作用；休止期脱发，指正常毛发细胞脱落增加。脱发常是暂时的，在停止治疗后会消退，但一些化疗药物如白消安和环磷酰胺会导致永

久性脱发。它发生在治疗后 7~10 天，并在 2~3 个月内持续进展。

最常引起脱发的化疗药物是：紫杉烷类（如紫杉醇和多西他赛）、蒽环类药物（如阿霉素、伊达比星、表柔比星和米托蒽醌）。

（三）光敏性

某些化疗药物会导致光敏性增加。最小日光暴露即可导致日晒伤。

最常引起光敏性的化疗药物是：甲氨蝶呤、氟尿嘧啶、达卡巴嗪。

（四）放射记忆性皮炎

放射记忆性皮炎是患者先前接受放疗的部位出现局部急性炎症性皮肤反应。通常由化疗药物诱发。发病机制尚不完全清楚。推测可能是由于化疗药物损伤已恢复的角质形成细胞。可能导致这种情况的最常见药物是：吉西他滨、甲氨蝶呤、多西他赛、依托泊苷、阿霉素。

（五）皮肤坏死

大多数化疗药物对皮肤有毒。本应输送到静脉和动脉的药物可能会泄漏到皮下组织（外渗）。皮肤坏死反应有两种类型：刺激物–化疗药物引起静脉炎（静脉炎症）和化学蜂窝织炎（皮肤深层炎症）；发疱/水疱药物–化疗药物会导致严重的组织坏死，形成溃疡并最终造成疤痕。阿霉素最易引起皮肤水疱，可导致皮肤坏死、溃疡和血栓形成。

（六）中性粒细胞性小汗腺炎

是一种良性、中性粒细胞性皮肤病，病因不明。与成人白血病并接受化疗有关，特别是用于治疗急性髓性白血病的阿糖胞苷和蒽环类药物。好发于眶周区、四肢和躯干，常表现为红斑、丘疹、斑块，表面光滑，直径数厘米。病理可见中性粒细胞围绕内分泌腺，腺体和导管中可见液泡皮炎及细胞坏死。具有自限性，停止化疗后逐渐消退。最常见相关药物是：阿糖胞苷、博来霉素

（七）鞭挞样皮炎

表现为条索状红斑，略有水肿或表皮剥脱，类似鞭挞瘢痕。皮损常发生于躯干和四肢，起初表现为条索状平行红斑，炎症消退后残留持续性色素沉着。具自限性，再次用药可能加重皮疹，抗组胺药物及糖皮质激素能减轻症状。最常见的相关药物是：博来霉素、多烯紫杉醇、香菇多糖

（八）指甲改变

指甲可能发生几种变化。是由于化疗药物对甲板的直接毒性。

（1）Beau线——指甲板上的横向凹槽。

（2）甲剥离——将甲板与下面甲床分离。

（3）脱甲症——整个指甲缺失。

（4）指甲疼痛、增厚和/或变薄。

（5）色素沉着过度或色素减退（先天性白甲）——甲板上有苍白或深色条纹。

（6）甲沟炎。

（九）黏膜炎

黏膜炎指黏膜表面炎症，口腔和胃肠道的内壁极易受化疗药损伤。高达80%的化疗患者患有这种并发症，几乎所有化疗药都有可能引起黏膜炎。影响DNA合成且具S期特异性药物最易引起黏膜炎。常见药物包括：甲氨蝶呤、蒽环类药物

（十）硬化性皮肤反应

类似于硬斑病或系统性硬化症的瘢痕样皮肤反应。在某些情况下，这种皮肤反应在停药后消退。确切发病机制尚不清楚。推测这些药物会增加皮肤中成纤维细胞

的活性。常见药物包括：博莱霉素、西紫杉醇。

（十一）雷诺现象和血管炎

雷诺现象是血管对低温或情绪压力的过度反应。症状是手指皮肤颜色变化。血管炎指血管壁炎症，血管腔受损导致组织缺血和坏死。表现为网状青斑、溃疡和血栓形成。常见药物包括：博莱霉素、顺铂、吉西他滨、利妥昔单抗。

（十二）干燥病

干燥常见于接受表皮生长因子受体EGFR抑制剂的患者。常可见干燥的皮肤伴有类似于脂溢性皮炎的油腻鳞屑。据推测，EGFR抑制剂引起角质形成细胞生长停滞并导致终末成熟。皮肤、黏膜，如阴道、口腔和眼睛可能受累。

第四章

—— 肿瘤治疗相关皮肤、黏膜
损伤的表现

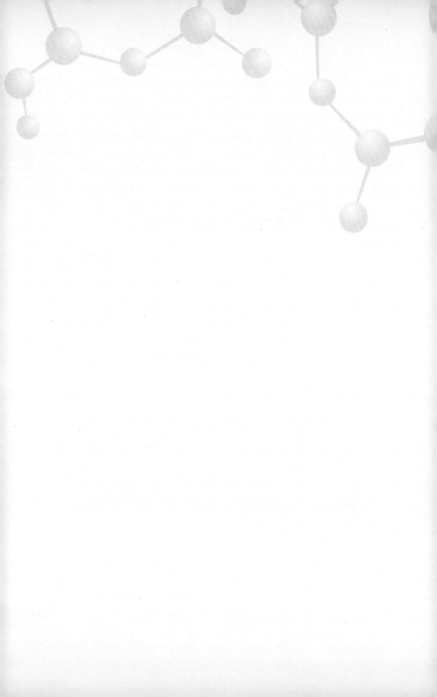

一、免疫治疗药物相关皮肤、黏膜损伤的临床表现

免疫检查点在维持正常免疫学平衡中具有关键作用，瘤细胞表面的自身抗原（如PD-L1）与T细胞上的免疫检查点（如PD-1）结合，抑制T细胞免疫反应，促进肿瘤免疫逃逸。免疫检查点抑制剂（ICI）的开发是肿瘤治疗的重大突破之一，通过阻断T细胞上受体与抗原递呈细胞（如肿瘤细胞、巨噬细胞等）上配体结合，激活细胞毒性T淋巴细胞，促进免疫系统的控瘤活性，从而抑制肿瘤生长。目前被广泛运用的免疫检查点抑制剂包括抗PD-1单抗（如纳武单抗和帕博利珠单抗）、抗CTLA-4单抗（如伊匹单抗、替西木单抗），抗PD-L1抗体（阿替利珠单抗、度伐鲁单抗、阿维鲁单抗）等。此外，一系列新的免疫检查点抑制剂（如抗Tim-3单抗、抗LAG-3单抗等）正在进行临床试验。

由于其独特的作用机制，免疫检查点抑制剂的应用可能导致一系列免疫相关不良事件（irAEs），这些事件大多由于过度激活细胞毒性$CD4^+/CD8^+$T细胞所导致。尽管不同单抗导致的不良事件的发生率有差异，但其具有相似临床表现。据统计，超过60%接受治疗的病人最终

会出现与irAEs，如甲状腺炎、皮炎、肺炎、结肠炎、肝炎、骨髓炎、葡萄膜炎、多发性神经炎、胰腺炎等。其中，皮肤免疫相关不良事件（irCAE）是最常见的irAEs，超过三分之一患者会出现皮肤、黏膜反应，如瘙痒、斑丘疹、白癜风、银屑病、自身免疫性皮肤病等。此外，irCAE常是免疫检查点抑制剂应用后最早出现的不良反应。绝大多数irCAE具有自限性，正确认识这些免疫治疗药物相关皮肤、黏膜损伤的临床表现，有助于及时处理并控制免疫治疗药物相关不良反应。

（一）炎症性皮肤反应

1.瘙痒

瘙痒是最常见的irCAE之一。PD-1抑制剂引起的无皮疹瘙痒发生率在13%~20%，CTLA-4抑制剂或CTLA-4/PD-1双重阻断剂引起的瘙痒发生率可高达30%。瘙痒发生时间差异较大（1~17个周期），中位治疗周期为3个治疗周期。

从形态学上看，无皮疹的瘙痒常表现为单纯性痒疹病变，包括不连续表皮剥脱；也可表现为结节性痒疹。常累及头皮和四肢，面部一般不受影响。根据常见不良事件评价标准（CTCAE），1级瘙痒以轻度和局限性为特征，2级和3级毒性更广泛和慢性，常影响患者健康相关生活质量和心理健康。保守治疗无效时，需对顽固性瘙痒患者进一步检查，包括血常规、肝功能和肾功能等实验室检查，同时应考虑皮肤活检和免疫荧光检测，以排除大疱性类天疱疮早期阶段。

2.斑丘疹

瘙痒性斑丘疹（MPR）是 PD-1/PD-L1 和 CTLA-4 抑制剂观察到的最常见 irCAE。常在前几个治疗周期后发生（有时从第一个治疗周期开始），呈剂量依赖性。当使用伊匹单抗或联用免疫检查点抑制剂时发生较早（抗 PD-1 抗体 5 周，抗 CTLA-4 抗体 3~4 周，伊匹单抗和纳武单抗联用平均 2 周）。

临床表现非特异性，特点是麻疹样斑丘疹，多为低级别（1 和 2 级）。皮损最常发生于躯干和四肢伸侧，常不累及面部，表现为淡红斑和平顶细小鳞屑性丘疹，可融合成斑块，少数在曝光部位可出现突起性皮疹，常伴瘙痒。外伤（例如表皮剥脱）可致新皮损形成（即 Koebner 现象）。

值得注意的是，在接受纳武单抗和帕博利珠单抗治疗的患者，以及联合抗 CTLA4/PD-1 治疗的黑色素瘤患者中，MPR 的发生与总体生存结局的改善有关。这种非特异性斑丘疹可能是免疫检查点抑制剂诱发的特征性 ir-CAE 的最初表现，包括苔藓样皮炎、银屑病样皮炎（新发或已有银屑病的复发）、Grover's 病或更罕见的危及生命的严重皮肤不良反应。

（二）丘疹/鳞屑样皮炎（苔藓样和银屑病样皮炎）

1.苔藓样皮炎

苔藓样皮炎常见于抗 PD-1 或抗 PD-L1 药物治疗患者。皮损在治疗数周或数月后开始，相较于其他皮疹，苔藓样皮损出现常较晚。临床表现多样，可表现为躯干/四肢紫色丘疹和斑块的发疹性扁平苔藓，或肥厚性扁平苔藓、反转性扁平苔藓、掌跖角化、脂溢性角化病、Grover's 病等。部分患者可出现湿疹皮炎和苔藓样皮炎的重叠特征，病理学可同时表现为苔藓样淋巴细胞界面皮炎和海绵水肿性皮炎。此外，其他罕见表现可能包括大疱性苔藓样皮炎和晕痣。皮损主要发生在躯干和四肢，也可出现口腔或肛门生殖器黏膜病变，可表现为紫红色丘疹、白色花边状 Wickham 纹或糜烂性黏膜病变。偶尔累及指/趾甲引起角化过度、甲营养不良、纵嵴以及甲周病变，导致疼痛及甲外观变化。苔藓样皮炎通常伴随瘙痒且难以控制，即使在停止ICPI治疗后，苔藓样皮炎也可能持续存在。皮炎的患者较未发生患者相比，具有更长的无进展生存期和总生存期。

2.银屑病样皮损

银屑病样皮损通常发生于有银屑病病史的患者中，但亦有部分患者是ICPI治疗后出现新发银屑病。皮损约在治疗3周后出现，躯干/四肢上出现边界清楚的鳞屑性红斑。斑块状银屑病是最常见的表现，也有斑块状、脓疱状或反向银屑病和脂溢性银屑病，可累及头皮和掌跖部位。皮肤活检显示角化不全，颗粒层减少，棘层增厚伴表皮突延长和血管周围淋巴细胞浸润。此外，亦有部分ICPI治疗患者可发生银屑病关节炎。

（三）白癜风样色素减退

白癜风样色素脱失常见于接受ICPI治疗的黑色素瘤患者，在使用纳武单抗治疗患者中，约10%~24%见白癜风样色素脱失，接受伊匹单抗治疗的患者较少见（<10%）。

特发性白癜风好发于口周和肢端，与此不同的是，白癜风样色素脱失最常见发生于曝光部位，且对称分布。在ICPI诱导的白癜风中，脱色斑出现之前也可能存在炎症期，同时可能并发白睫和白发。其他可能的并发症还包括泛发型白癜风、色素减退、晕痣、雀斑消退、脂溢性角化病和色素痣的消退。

（四）大疱性皮肤病

大疱性类天疱疮（BP）的发生与使用抗PD-1/PD-L1药物治疗和特定肿瘤类型（包括黑色素瘤、非小细胞肺癌、尿路上皮癌和头颈部鳞状细胞癌）相关。皮损一般在治疗后14周出现，前驱期表现为非大疱性瘙痒，随后全身或局部出现浆液性或血性紧张性水疱；10%~30%的患者口腔黏膜受累。出现瘙痒或皮质类固醇难治性皮疹时，应高度怀疑BP。通过酶联免疫吸附实验，可检测特异性自身抗体，有助于确诊、了解疾病严重程度和监测治疗反应。此外，诊断需病理学和直接免疫荧光（DIF），分别需要获取皮损组织和皮损周围正常组织的活检标本。组织病理学特征包括表皮下裂隙伴嗜酸性粒细胞浸润。DIF可见沿表皮基底膜带的有线状连续的免疫球蛋白G（IgG）和C3沉积，在瘢痕性类天疱疮和获得性大疱性表皮松解症可见到相同的特征；利用盐裂皮肤间接免疫荧光，BP患者血清中的IgG自身抗原能与水疱的表皮侧（顶）结合。

其他免疫性大疱反应包括大疱性多形红斑、副肿瘤性天疱疮和大疱性扁平苔藓，偶有疱疹样皮炎的报道。

（五）结节病

结节病常见于使用抗 PD-1/PD-L1 药物或伊匹单抗治疗患者，既往存在结节病患者可能出现病情进展。肺是最常见受累部位（如肺部微结节和磨玻璃结节，纵隔淋巴结肿大和肝脏肉芽肿性炎症），有时可能会被误诊为肺癌。与经典皮肤结节病类似，表现为典型的红褐色丘疹/结节，多见于头部、躯干、四肢以及既往有瘢痕或纹身部位。少见皮肤表现包括皮下结节、红皮病及多形红斑样皮损。

（六）中性粒细胞性皮肤病

1.Sweet综合征

Sweet综合征可见于使用伊匹单抗和纳武单抗治疗患者。临床表现为疼痛的紫色、水肿性丘疹和斑块，好发于头部、颈部和四肢，同时伴有包括发热、关节痛等全身症状。

2.坏疽性脓皮病

坏疽性脓皮病见于使用伊匹单抗治疗的患者。表现为疼痛性脓疱、潜行性溃疡，周围有紫色硬斑；也可发生同形反应（即 Koebner 现象）。

（七）严重皮肤不良反应（SCARs）

SCAR 可能危及患者生命，因此识别与 SCAR 相关的症状和体征并进行适当处理至关重要。由于伴有严重全身症状和多器官损害，所有级别的 SCAR 均需停止免疫治疗，甚至永久停止。肿瘤患者经常接受各种不同疗法的序贯联合，而在 ICPI 之后使用靶向药物（例如 BRAF抑制剂）常与 SCAR 发展密切相关。

1.急性泛发性发疹性脓疱病（AGEP）

AGEP 见于使用抗 CTLA-4 和抗 PD-1 药物治疗患者，特征是在水肿性红斑基础上突然形成许多小的非毛囊性无菌脓疱。常伴持续高热，也可伴面部水肿、水疱、大疱和黏膜受累，是鉴别 AGEP 与脓疱型银屑病和痤疮样药疹的关键。

2.伴嗜酸性粒细胞增多和全身症状的药物反应（DRESS）

DRESS 常见于使用抗 CTLA-4 和抗 PD-1 药物单独治疗以及联合治疗患者。初起时可表现为麻疹样皮疹，但伴有发热、面部水肿、淋巴结肿大、外周嗜酸性粒细胞增多或多器官功能障碍。可通过 RegiSCAR 评分系统衡量上述症状，综合实验室指标和组织病理学结果，可评估 DRESS 的严重程度。

3.Stevens-Johnson 综合征/中毒性表皮坏死松解症（SJS/TEN）

少数患者在 ICPI 治疗中可能出现 Stevens-Johnson 综合征/中毒性表皮坏死松解症（SJS/TEN）样表现，伊匹单抗、纳武单抗、帕博利珠单抗和阿替唑仑单抗以及 CTLA-4 和 PD-1 联合治疗均有相关报道。临床表现为疼痛性暗红色丘疹和斑块并伴有黏膜侵蚀，迅速进展为全层脱落。大多数与抗 PD-1 治疗相关的 SJS/TEN 样症状出现在早期/在第一个或第二个治疗周期内。

（八）其他皮肤临床表现

1.干燥综合征

原发性干燥综合征的发生可能提示病情加重，其特点为泪腺和唾液腺功能下降，出现眼干和口干，临床上口腔干燥更常发生。

2.皮肌炎

少数患者在 ICPI 治疗中出现皮肌炎的典型皮肤表现。临床特征表现为眼眶周围出现水肿性暗紫红色斑，可扩展至前额、颊部、耳前、颈和上胸部。皮损可迅速出现，从抗体治疗的第一个周期开始。

3.痤疮样皮疹和丘疹性玫瑰痤疮

抗CTLA-4，抗PD-1或抗PD-L1单克隆抗体的使用均可能导致痤疮样皮疹（或丘疹性毛囊炎）的发生，表现为集中在面部，胸部和背部的丘疹和丘脓疱疹，可能累及四肢。合并玫瑰痤疮的患者在免疫治疗中可能出现皮损加重，主要表现为面部丘疹性玫瑰痤疮，伴或不伴有瘙痒，严重时可能发生细菌重叠感染。

4.淋巴瘤样皮疹

少数伊匹单抗（抗CTLA-4）治疗导致CD30阳性淋巴细胞聚集，临床表现与皮肤淋巴瘤样丘疹类似。临床表现为边界清楚的暗红色或紫红色结节，质地较硬，可伴红肿、疼痛，发生在颜面及躯干部。

5.血管炎

ICPI治疗与多种脉管炎的发生有关。大血管血管炎和神经系统血管炎是最常见的报告亚型；CTLA-4，PD-1和联合治疗可能导致巨细胞多动脉炎，肉芽肿性多血管炎、Ⅲ型冷球蛋白血症以及包括白细胞碎裂性血管炎和肢端血管炎在内的小血管，表现为紫癜、水肿性红斑、坏死性小丘疹、水疱、血疱和小结节等。

6.反应性皮肤毛细血管增生症

反应性皮肤毛细血管增生症（reactive cutaneous capillary endothelial proliferation，RCCEP）是一种典型的由抗PD-1单抗等ICPI导致的irCAE。在卡瑞利珠单抗（抗PD-1单抗）治疗患者中，RCCEP的发生率可高达78.8%。反应性皮肤毛细血管增生症主要发生在头面部和躯干部，口腔、鼻腔或眼睑极少见，尚无呼吸道和消化道黏膜受累报道。按照外观形态，大致可分为"红痣型""珍珠型""桑葚型""斑片型"和"瘤样型"5种类型，最常见为"红痣型"和"珍珠型"，同一患者身上可以出现多种形态。初始常为鲜红色点状，直径约小于等于2 mm（"红痣型"），少数为"斑片型"或"桑葚型"；部分"红痣型"病变可以逐渐发展为"珍珠样"结节，颜色鲜红或暗红，易破溃出血；少数"珍珠样"结节可以增大发展为"瘤样型"（直径>10 mm）。

7.脱发

与ICPI相关的自身免疫性脱发常以斑秃的形式出现，表现为无瘢痕的圆形脱发斑块，进展后可累及头皮和眉毛，甚至全身毛发脱落（普秃）。组织学检查显示为非瘢痕性脱发，毛囊周围有T淋巴细胞浸润。接受抗

PD-1抑制剂治疗患者，斑秃发生率为1%~2%，接受联合治疗或CTLA-4抑制剂治疗患者发生率略高，常在开始后3~6个月发生。

ICPI治疗也可致头发质地变化及颜色变化。部分接受抗PD-1/PD-L1疗法治疗的肺癌患者表现出弥漫性进行性毛发色素沉着。这种色素沉着开始于枕部和颞部，其次延伸到额部和顶部。

8.指/趾甲变化

有极少数患者在接受ICPI治疗后出现指/趾甲萎缩，可能与甲沟炎有关。弥漫性甲沟炎和副甲沟炎也可发生，可能与银屑病或苔藓样变皮损相关。

9.黏膜毒性

接受抗ICPI治疗患者也可出现口腔症状，常被临床忽视。口腔溃疡、口腔苔藓样反应和咽喉肿痛是主要表现。相较于抗PD-1/抗PD-L1治疗，抗CTLA-4治疗导致口腔受累的情况相对较少。

（1）口腔干燥

约有4%~7%抗PD-1和3%抗PD-L1治疗患者会出现口腔干燥，重时可影响口腔功能。组织学主要是CD4$^+$/CD8$^+$T淋巴细胞浸润，围绕唾液腺分布。血清中抗

SSA/SSB抗体常阴性。除干燥综合征的特殊情况外，口腔干燥一般独立发生。

（2）口腔苔藓样变

口腔苔藓样变发生率不低，但易被忽略。常单独发生在口腔，也可与皮肤、指/趾甲或生殖器苔藓样变有关。临床表现为与Wickham纹一致的白色网状条纹和白色融合性丘疹，有时伴有斑块状、溃疡性、萎缩性、红斑性病变。病变可能累及舌头、口唇、牙龈、硬腭、颊黏膜、肛周和外阴，可伴/不伴疼痛。组织学分析示固有层上部有斑片状或苔藓样界面淋巴细胞浸润，$CD4^+T$和$CD8^+T$细胞浸润。

皮肤irAEs是接受ICPI治疗中最常见毒性类型，极少数情况下可致死亡。皮肤irAEs形态表现不同，可能类似于常见的皮肤病，如银屑病、扁平苔藓、大疱性类天疱疮和白癜风。现有自身免疫性疾病的恶化和更严重的皮肤毒性也有报道，包括DIHS、中性粒细胞性皮肤病和SJS/TEN样表现。关注并正确认识皮肤irAEs，有助不良事件的早期识别和及时治疗，提高生活质量，改善预后。

二、靶向治疗药物相关皮肤、黏膜损伤的临床表现

肿瘤的发生与遗传、环境等多种因素有关。其中，细胞内基因的改变，如突变、缺失等，对瘤细胞生物学特性改变极为重要。肿瘤驱动基因的发现和靶向药物的开发为肿瘤打开了希望之门。靶向治疗是针对已经明确的致癌位点，设计相应治疗药物，抑制瘤细胞生长/诱导其死亡，从而控制肿瘤进展。由于驱动基因在机体其他组织中亦有表达，因此靶向治疗可能造成相应器官损害。皮肤及其附属器是人体最大的器官，靶向治疗可致几乎所有患者的皮肤、口腔黏膜、毛发和/或甲损伤。

（一）分子靶向药物的分类

控瘤分子靶向药物据其分子量分为小分子或大分子。小分子通过抑制特定生化途径在细胞内发挥作用，主要代表是酪氨酸激酶抑制剂（TK 抑制剂），作用于细胞中的酪氨酸激酶，抑制下游信号传导。

这一类代表性药物是 BRAF 蛋白抑制剂（BRAF 抑制剂）、丝裂原活化蛋白激酶抑制剂（MEK[MAPK/ERK] 抑制剂）和雷帕霉素机制靶点抑制剂（mTOR 抑制剂）。这些药物会抑制相应的特定信号级联通路，从而起到治

疗作用。大分子药物的代表是单抗，作用于细胞外环境中细胞表面循环蛋白（配体）或蛋白质（跨膜受体）。在大多数情况下，靶蛋白在瘤细胞表面过度表达或过度活化，并表现出促进细胞生长功能，如表皮生长因子受体（EGFR）或人表皮生长因子受体（HER）。

（二）靶向药物治疗相关皮肤损伤表现

1. 掌跖红斑感觉障碍（palmar-plantar erythrodyses-thesia，PPE）

PPE 开始时掌跖部位灼热感，随后出现明显红斑，伴或不伴水肿。有时会出现起疱和脱皮。常在治疗后2~3周发病，也有部分患者延迟几个月后发生。组织病理学常示轻度海绵状组织反应。

PPE 发生率随给药剂量和时间不同而不同。较长血浆半衰期的药物或制剂具更大风险，10%~60% 接受MKIs 治疗的病例报告有手足皮肤反应（HFSR），联用贝伐单抗和索拉非尼发生率达79%。HFSR 特征为炎症期，压力点出现局部起疱和病灶周围红斑，随后出现角化过度期，具软性角化病样斑块。临床引起 HFSR 的 7 种药物包括索拉非尼、舒尼替尼、维莫非尼、阿西替尼、帕唑帕尼、瑞戈替尼和卡博替尼。

2.中性粒细胞性小汗腺炎（neutrophilic eccrine hidradenitis，NEH）

NEH表现为四肢、头颈及躯干部位的疼痛性红斑性丘疹、脓疱或斑块。发热通常伴随皮疹发作，并在初始用药1~2周内发生。停药后数天至数周内皮疹消退，一般无后遗症。病理学特点是小汗腺中性粒细胞浸润和空泡变性，并伴残存顶囊。NEH被认为是由外泌腺排泄药物所致，从而产生局部毒性。BRAFi、达拉菲尼、维莫非尼、伊马替尼和西妥昔单抗均可致NEH发生，常在停药数日后可自行消退。

3.汗腺鳞状上皮化生（eccrine squamous syringometaplasia，ESS）

ESS是一种罕见皮疹，特征是开始治疗后约2~30天出现红斑、丘疹和斑块。最常见于双侧对称屈侧部位。受累部位比例由高到低依次为腋窝、腹股沟和颈部侧面。约2~4周自行消退，伴细碎鳞屑和偶有炎症后色素沉着。与NEH类似，多认为是药物在汗腺中蓄积和分泌致汗腺损伤。病理学上，角化鳞状细胞取代正常汗腺导管和立方上皮。与ESS相关靶向药物包括伊马替尼、舒尼替尼、维莫非尼。

4.超敏反应（hypersensitivity reactions，HSRs）

多种靶向药物与HSRs有关，最常见的是IgE介导的速发型变态反应和Ⅳ型迟发型变态反应。对单抗大多数反应表现为输注反应，皮肤受累少见（瘙痒、潮红和荨麻疹）。偶尔可发生特殊类型皮肤相关损伤如中毒性表皮坏死松解症（TEN）、Steven-Johnson综合征（SJS）和多形红斑（临床表现可见第二章第一节）。最常导致SJS/TEN的靶向药物是伊马替尼、EGFRi、维莫非尼和西妥昔单抗。

5.痤疮样丘脓疱疹

脂溢部位痤疮样无菌性丘脓疱疹是EGFRi特征性皮肤相关损伤。MEKi、mTORi和凡代替尼也可发生类似皮疹。发病率超过75%。其临床表现为治疗1~2周后，出现感觉障碍，随后出现红斑、丘疹和/或脓疱，破溃结痂。不同于痤疮，无粉刺或囊肿。

少数患者可出现毛细血管扩张和色素沉着的后遗症。约10%患者发生严重皮疹（体表面积受累>30%），严重影响生活质量。病理学表现为毛囊漏斗部周围T细胞浸润，演变成肉芽肿和损毁性毛囊炎。

6.泛发性皮疹

cKIT和Bcr-abl抑制剂在初始治疗约9周后，出现弥漫性瘙痒性麻疹样药疹。近半数接受伊马替尼治疗的患者发疹，多见于躯干和四肢。75%的使用BRAFi患者发生瘙痒性红斑性皮疹伴小的角化过度性毛囊性丘疹，主要累及躯干和四肢。伊马替尼可引发银屑病样皮损，表现为甲盖至钱币大小的红色斑片，表面银白色鳞屑，发病部位头皮、躯干及四肢均可受累。抗血管生成酪氨酸酶激酶抑制剂治疗的初始数日内出现泛发性红色斑丘疹。发生率由高到低依次为索拉非尼（50%发病率）、舒尼替尼、雷戈非尼、阿西替尼和帕唑帕尼（低于10%）。

7.色素改变

色素沉着是靶向药物引起的最常见色素改变。可能是黑素细胞刺激或炎症后的色素沉着。可表现为弥漫性、局限性或图形样色素沉着。某些靶向药物与皮肤色素减退有关。Bcr-abl抑制剂（伊马替尼、达沙替尼）、EGFRi（吉非替尼），血管内皮生长因子抑制剂（VEG-Fi）（舒尼替尼、帕唑帕尼）、BRAFi（维莫非尼）可导致皮肤色素减退。下游酪氨酸酶活性抑制可能是可逆性色素脱失原因；伊马替尼也可引起反向性色素沉着。

8.光敏感

皮肤记忆反应是炎症性化疗引起的皮疹发作，皮疹发生在既往光照或光损伤部位。这种皮肤效应被认为是既往受损皮肤的药物毒性叠加所致。皮损局限于既往光照区域产生的界限清楚红斑，并可在既往全身照射的患者中泛发。50%使用维莫非尼的患者存在UVA光敏性，出现日光暴露部位的红斑和水肿。EGFRi可致光敏性皮疹所致炎症后色沉。其他相关药物包括培美曲塞、吉非替尼、贝伐单抗及曲妥珠单抗。

9.皮肤肿瘤

靶向治疗可能导致新发皮肤肿瘤，其中BRAFi（维莫非尼，达拉菲尼）治疗导致皮肤肿瘤（如脂溢性角化病、疣或皮角等）的发生率可高达72%和66%，通常发生于治疗开始后6~12周内。导致皮肤鳞状细胞癌（cSCC）的发病率分别为36%和26%，cSCC多分化良好，在BRAFi治疗3个月内发生，多表现为发疹性丘疹伴边缘角化过度。临床和组织学上类似角化棘皮瘤。光损伤和乳头瘤病毒感染可能会加剧cSCC发病的风险。部分BRAFi治疗患者可出现爆发性痣、先前存在的黑素细胞痣、发育异常痣和原发性黑色素瘤的改变，新发黑色素瘤的发病率为1%~2%。因此在整个治疗期间应进行密切的皮肤科监测。

10.干燥症

干燥症是EGFRi和mTORi引起的一种常见皮肤损害，约1/3治疗的患者受累。MEKi和c-KITi也会导致干燥。发生在治疗初始3个月内，最常见于四肢。干燥症可与瘙痒、皲裂和继发性葡萄球菌或疱疹感染相关。

11.瘙痒

靶向药物治疗导致的瘙痒发生率约为17%，尤以EGFRi最常见（23%~55%）。

12.其他皮疹

有报道依维莫司和选择性VEGFi可能导致创面愈合时间延长，因此围手术期应避免使用。部分患者使用伊马替尼可发生眶周水肿；约35%的患者使用mTORi、舒尼替尼和帕唑帕尼时出现四肢水肿。

（三）靶向药物治疗相关附属器损伤表现

1.毛发损伤

脱发是最常见和最明显的不良事件之一，索拉非尼可致约半数患者出现轻度非瘢痕性脱发。吉非替尼和埃洛替尼也有瘢痕性脱发的报道。使用EGFRi的患者可出现睫毛增多,在初始治疗的数月内发生。睫毛变得浓密、长而卷曲,向内生长的睫毛可能会致结膜炎。少数患者可出现面部多毛症,特别是上唇、脸颊和眉毛。MKI可引起头发结构和颜色变化。在索拉非尼和舒尼替尼治疗的患者中,约50%患者在3~6个月后头发变得卷曲毛躁。有报道舒尼替尼(7%~14%)和帕唑帕尼(44%)可发生可逆性头发颜色变浅。

2.甲变化

靶向药物治疗引起的指/趾甲改变可累及数个或所有指/趾甲,并在初始治疗后数周内发生。临床特征因受累甲单位和致病药物而异,对指/趾甲上皮的直接药物毒性可导致Beau线的发生;黑素细胞受到刺激以及甲板中药物蓄积可导致甲变色;甲床血管受累导致雷诺现象和碎片状出血的发生。下游EGFR抑制可导致甲沟炎、化脓性肉芽肿样病变,导致角质形成细胞凋亡和甲周表皮变薄。

(四)靶向药物治疗相关黏膜损伤表现

靶向药物导致的口腔损伤最初症状常是灼痛和黏膜红斑,随后口腔溃疡,常合并真菌或病毒感染。溃疡常在初始治疗的3~4天内发生，并在停止靶向治疗后2~3周愈合。引起口腔炎最常见靶向药物是mTORi和EGFRi。

贝伐单抗和雷尼珠单抗（选择性VEGFi）可导致皮肤、黏膜出血。约1/3使用贝伐单抗的患者出现鼻出血。

三、化疗药物相关皮肤、黏膜损伤的临床表现

化学疗法，简称化疗，是肿瘤治疗的关键组成部分，随着肿瘤发病率的增加，与化疗药物相关的皮肤、黏膜损伤的发病率也逐渐增高，但由于化疗药物的复杂性，化疗药物导致皮肤、黏膜损伤的机制不明，因此，掌握与化疗药物相关的皮肤、黏膜损伤的临床表现对临床非常重要。

（一）化疗相关性中毒性红斑

化疗相关性中毒性红斑常在用化疗药物后2天至3周出现，伴有手和足和/或软骨间区域的疼痛、瘙痒、感觉异常和触痛。表现为红斑块或水肿性斑块，常分布在肢端皮肤和皱褶部位（腋窝、腹股沟和乳房下皱襞）。较少情况下，可波及肘部，膝部和耳部。在某些部位，红斑可能会变暗，或含有瘀点。偶见皮损部位出现水疱。在接受持续、低剂量静脉输注化疗药物的患者中，可观察到治疗2~10个月后化疗相关性中毒性红斑延迟

发病。常见导致化疗相关性中毒性红斑的化疗药物有阿糖胞苷、蒽环类抗生素（如阿霉素）、5-氟尿嘧啶、卡培他滨、紫杉醇、烷化剂（如多西他赛）、甲氨蝶呤等。

1.手足综合征

在化疗开始后24小时至3周开始的肢端红斑反应。患者最初主诉发病前有刺痛或烧灼感。当出现皮肤体征时，会出现界限分明的掌跖红斑并伴有水肿，病变皮肤会出现水疱，糜烂。该反应常在停止化疗后1~2周消退。阿霉素、阿糖胞苷、多西他赛、氟尿嘧啶和卡培他滨是最常见相关药物。紫杉烷（尤其是多西他赛）与卡培他滨的组合与掌跖感觉异常发生率增加有关。减少化疗药物剂量常可缓解症状。

2.化疗相关间擦疹

这种皮疹出现在化疗周期开始后的1~25天。特征是暗红色丘疹聚集成斑片和斑块，病变皮肤红斑可能会变暗。皮疹主要发生在皮肤皱褶处，尤其是腋窝、腹股沟褶和肘前窝，也可在衣物遮盖区域看到。随后皮疹出现炎症后色素沉着和脱屑，最终自然消退。

3.中性粒细胞性汗腺炎

特征为红色丘疹、结节或斑块，常累及四肢、躯干、面部和手掌。常在化疗开始后2天至3周出现，前驱症状可有发热。在出现皮肤症状时，常会出现中性粒细胞减少。脓疱、紫癜和荨麻疹样皮损也可出现。中性粒细胞性汗腺炎可由多种化疗药引起，尤其是阿糖胞苷，常在停药4周内自行消退。

（二）化疗相关性丘疹性脓疱疹

丘疹性脓疱疹是由化疗药引起的痤疮样皮肤损害，病变形态和分布与寻常痤疮相似，但常无痤疮成分（不包含痤疮丙酸杆菌增殖等）。丘疹性脓疱疹是目前用于肿瘤治疗的许多新型靶向药物副作用之一，尤其表皮生长因子受体（EGFR）抑制剂，及酪氨酸激酶（TK）抑制剂和丝裂原活化蛋白激酶（MAPK）抑制剂。

常见导致化疗相关性丘疹性脓疱疹的化疗药物为以下三类：①EGFR靶向单克隆抗体：西妥昔单抗（用于治疗结肠直肠癌）、帕尼单抗（用于治疗结肠直肠癌）、西妥昔单抗（用于治疗头颈癌）；②酪氨酸激酶抑制剂：厄洛替尼（用于治疗肺癌和胰腺癌）、吉非替尼（用于治疗肺癌）、拉帕替尼（用于治疗乳腺癌）；③丝裂原活化蛋白激酶抑制剂：曲美替尼（用于治疗BRAF突变黑色素瘤）、司美替尼（用于治疗肺癌）。

与EGFR、MEK和TK抑制剂有关的丘疹性脓疱疹常发生在治疗前2周内。在皮损出现之前，患者可能会主诉灼痛和瘙痒。皮损呈脂溢性分布在头皮、面部、胸部和背部；其他可能受累的部位包括四肢、腹部和臀部。皮疹由无菌脓疱和丘疹组成。皮疹的演变会经历四个阶段：①面部和躯干上部出现伴有感觉异常的红斑和水肿；②丘疹性脓疱病变；③结痂；④持续性干燥症、红斑和毛细血管扩张。皮肤白皙的患者特别容易出现EGFR抑制剂诱发的丘疹性脓疱疹。

（三）化疗相关性口腔黏膜炎

口腔黏膜炎是指口腔黏膜表面的炎症。口腔黏膜由于细胞再生和生长速度快，极易被化疗药物破坏。高达80%的化疗患者患有这种并发症。几乎所有化疗药物都有可能引起黏膜炎，但影响DNA合成的药物和S期特异性药物（细胞周期的合成阶段）引起的口腔黏膜炎最多。包括：①抗代谢类药物：甲氨蝶呤等；②蒽环类药物：包括阿霉素、表阿霉素、柔红霉素和阿柔比星等；③烷化剂：环磷酰胺等。临床特征为口腔明显灼烧感和红斑，随后出现强烈疼痛的糜烂和溃疡。

（四）化疗相关性毛发损伤

1.脱发

化疗对毛囊的细胞抑制作用可导致头发和体毛的损失，化疗诱发毛发脱落的总发病率估计为65%。因为化疗药物针对的是分裂细胞，这会干扰毛发基质细胞的细胞分裂，最终导致毛发脱落。毛发脱落的程度取决于特定的化疗药物、给药方案、疗程和给药途径。与单一药物治疗相比，由两种或更多药物组成的联合治疗通常会产生更严重的毛发脱落发生率。

常见导致毛发损伤相关化疗药物有：①抗微管药物（如紫杉醇、多西紫杉醇）；②拓扑异构酶抑制剂（如依托泊苷、阿霉素）；③烷化剂（如环磷酰胺、异环磷酰胺）；④抗代谢药物（如5-氟尿嘧啶）。

毛发脱落通常在开始治疗的数日到几周内突然出现。头发通常首先从头顶和耳部上方的头部两侧脱落。到2~3个月时，毛发会出现更广泛、弥漫的或斑片状的毛发模式，并在整个治疗过程中持续。在停止治疗时，脱发通常是可逆的，在1~3个月内自然恢复，6个月后完全恢复。有时化疗后，毛发可能会长出不同的质地、颜色和密度。永久性脱毛是一种罕见副作用，是在化疗后6个月出现不完全或完全无毛发再生。与之相关最常见的药物是硫酸软骨素、环磷酰胺和紫杉烷类。

2.化疗相关多毛症

化疗药物可引起头发和体毛过度生长。多毛症作为肿瘤治疗的副作用，在EGFR抑制剂中最为常见。这些药物与身体不同部位的毛发变化有关，包括：①面部多毛症；②生长缓慢、易断、卷曲的头发；③眉毛和睫毛的密度、长度和弧度增加。EGFR抑制剂也可引起头皮和全身的弥漫性非瘢痕性脱发。同时，多靶点受体TK抑制剂，包括舒尼替尼和达沙替尼，可能导致可逆的头发脱色。此外，干扰素α、西妥昔单抗、厄洛替尼、吉非替尼也可导致。在接受EGFR抑制剂治疗时，患者可能会出现身体不同部位毛发的质地、长度和密度的变化。头发变化往往发生在EGFR抑制剂治疗开始后的2~6个月。倒睫是毛发过长并发症之一；睫毛向眼球方向生长，导致角膜擦伤，并有结膜炎的风险。

（五）化疗相关性甲损害

指/趾甲异常是全身化疗的常见副作用，特别是当需要长期维持治疗时，如使用EGFR抑制剂时，可导致显著的发病率。药物引起的指/趾甲变化的临床表现取决于毒性损害的持续时间和严重程度，也取决于所涉及的指/趾甲成分。

相关化疗药物及对甲的不良影响如下。

（1）多西紫杉醇，紫杉醇：甲剥离，Beau氏线，甲下色素沉着，脱甲，甲下出血。

（2）索拉非尼、舒尼替尼：甲下出血。

（3）曲马替尼：甲剥离、甲沟炎。

（4）西妥昔单抗、帕米妥珠单抗：甲剥离、甲沟炎。

（5）博莱霉素：甲剥离、营养不良。

（6）环磷酰胺：Beau氏线、甲剥离。

（7）放线菌素D：Beau氏线。

（8）柔红霉素：横向白甲（Mee氏纹）。

（9）阿霉素：甲剥离、Beau氏线。

（10）氟尿嘧啶：甲剥离、甲营养不良、甲沟炎。

（11）吉非替尼、甲羟基脲：甲剥离、甲营养不良。

（12）拉帕替尼：甲沟炎。

（13）美法仑：横向白甲（Mee氏纹）。

（14）甲氨蝶呤：甲沟炎，甲剥离。

作为化疗药物的副作用而发生的指/趾甲变化包括甲床萎缩、甲剥离、脱甲、Beau氏线、横向白甲（Mee氏纹)、黑甲、甲下红斑、甲下出血和甲沟炎。所有接受 EGFR 受体抑制剂的病人通常在治疗 1~2 个月后，都有发生甲损害的风险。患者主诉甲板和甲皱触痛和疼痛，可能伴有出血、结痂和渗出物。患甲生长缓慢且易碎，周围的皮肤干燥、质硬。与 EGFR 受体抑制剂有关的甲沟炎常为化脓性甲沟炎，疼痛明显，一般主要波及拇指（趾）。严重时，甲周化脓性肉芽肿可破裂，累及侧方甲皱襞。随后可能发展为甲剥离和甲营养不良症。在接受 MEK 抑制剂患者也可看到类似变化。

（六）化疗相关性色素沉着或色素脱失

皮肤、黏膜和甲的色素改变是化疗药物非常常见的副作用之一。色素沉着过度和色素脱失都可以发生。

过度色素沉着可发生在输注部位的局部或泛发性分布。博莱霉素导致的鞭痕样色素沉着过度的特征是多条斑点状线性条纹，最初为红色，随后变为色素沉着。条纹通常形成十字交叉的图案，看起来像是鞭痕。5-氟尿嘧啶、长春瑞滨和柔红霉素可引起色素沉着，这种色素沉着沿静脉分布，被称为蛇形静脉上色素沉着过度。同时甲、黏膜和牙齿也是过度色素沉着的多发部位。导致色素沉着的相关化疗药物有博来霉素、白消安、卡培他滨、卡莫司汀、环磷酰胺、柔红霉素、阿霉素、表柔比星、5-氟尿嘧啶、羟基脲、异环磷酰胺、甲氨蝶呤、长春瑞滨。

化疗引起的色素脱失是由于黑素细胞的破坏所致，临床上表现为部分和/或全部皮肤色素的丧失。褪色斑和无色斑的发展与特发性白癜风相似，呈对称性。受影响的部位通常包括远端手指和口周部位。导致色素脱失的相关化疗药物有阿霉素、伊马替尼、达沙替尼、吉非替尼、维莫非尼、咪喹莫特、干扰素α、干扰素β、白细胞介素2、白细胞介素4、米托蒽醌。

四、放疗相关皮肤、黏膜损伤的临床表现

放疗是肿瘤治疗中常见有效手段之一，接受放疗的患者有约90%经历不同程度的放射性皮肤和黏膜损伤。放疗所致皮肤、黏膜损伤主要表现为照射部位皮肤出现红斑、灼热、瘙痒、疼痛、水疱、脱屑及色素沉着等症状，严重者可出现糜烂、出血、溃疡、局部坏死及挛缩等症状。皮肤及黏膜损伤的发生不仅增加治疗期间的痛苦，影响局部美观，降低患者生活质量；更严重的可能导致放疗中断甚至终止，增加患者感染风险，最终影响患者的生存。

（一）放疗所致皮肤、黏膜损伤发病机制及影响因素

放疗所致皮肤、黏膜损伤的发病机制复杂，主要涉及辐射对表皮及皮下组织的直接损伤和持续性的炎症反应等。不良反应出现的时间、持续时间与个体不同部位的组织对放疗敏感性差异、放疗的能量、渗透率、射线来源、剂量和剂量率、照射时间、剂量分布、区域大小等因素有关。

（二）放疗所致皮肤损伤

放疗所致皮肤损伤又被称作放射性皮炎，常包括急性和慢性两种类型。两者在病情严重程度、病程以及预后方面存在较大差异。常发生于头颈部肿瘤、乳腺癌、宫颈癌等放疗过程中。照射野内皮肤，依照射每次所给的剂量，随着照射次数的递增，皮肤会出现不同程度的反应。通常在2周左右开始出现红、肿、热及微痒等反应，像太阳暴晒后的皮肤。随着放疗剂量累积，皮肤可出现色素沉着，干性脱屑，部分发展为湿性皮炎，甚至放射性皮肤溃疡。

1.放射性皮肤损伤分型

（1）急性放射性皮肤损伤

接触放射线6个月内发病。辐射引起的损伤首先表

现为原发性短暂红斑，可在首次治疗后的最初 24 h 内发生，这种早期红斑通常在几天内可自行消退。在放疗的第 2~4 周，可能会出现更持久的全身性红斑，并伴有干燥、脱发和色素沉着等其他皮肤改变。当放疗进行到第 3~6 周，若累积辐射剂量达 20 Gy，则会出现干燥及脱屑。当总辐射剂量为 40 Gy 或更大时，可能会出现更严重的湿性脱皮反应，如真皮层暴露、水肿、渗出并有可能形成大疱。一般而言，急性皮肤反应在放疗结束后 1 月内逐渐恢复。

（2）慢性放射性皮肤损伤

长期反复小剂量放射线或由于急性放射性皮炎迁延不愈转变而成，潜伏期数月至数十年不等。皮肤变化包括表皮萎缩、毛细血管扩张、纤维化及真皮增厚。在皮肤损伤严重区域，色素沉着、皮肤坏死伴溃疡；甲及其他皮肤附属器永久性缺失；局部无毛囊及皮脂腺，出现脱发、少汗、无汗等症状。

（3）放疗所致皮肤损伤特殊表现

1）放疗回忆性皮炎

放疗回忆性皮炎是当患者开始采用全身治疗后引发先前放疗照射区域内的皮肤炎症反应。主要表现为皮肤红斑、水肿、水疱、斑丘疹、脱屑，甚至坏死，同时可伴或不伴有疼痛或瘙痒。放疗回忆性皮炎的实际发生率尚不可知，放射治疗剂量、全身治疗类型、从放射治疗结束到全身治疗的时间以及全身治疗剂量可能是影响其发生的因素。

2）放疗相关嗜酸性多形性瘙痒性皮疹

放疗相关嗜酸性多形性瘙痒性皮疹是放疗引起的一种相对罕见皮肤反应。通常与女性患病癌种相关（乳腺癌放疗患者相对多见），不仅局限于放疗区域，临床常表现为局限性或泛发性、多形性、瘙痒性的红色丘疹、风团，偶可见水疱、大疱、脓疱、结节等非典型皮损。

3）放疗后硬斑病

放疗后硬斑病是一种罕见的放疗后皮肤并发症，其发生率约为0.2%，多见于乳腺癌术后放疗患者，在放疗后1个月至32年均可发病，但大多发生在放疗后1年内。其临床主要表现为水肿性红斑、丘疹，常伴有疼痛，偶见水疱、大疱，之后可逐渐演变成紫红色硬化性斑块并伴有色素沉着。

4）皮下营养不良钙化

皮下营养不良钙化的发生可能与放疗所致皮肤损伤

的晚期不良影响有关，放疗引起的肿瘤坏死、急性及慢性皮肤反应中细胞损伤提供了这样一种容易形成病理钙化的环境。

2.放射性皮肤损伤分级

目前，美国肿瘤放射治疗协作组（radiation therapy oncology group，RTOG）的分级标准，美国卫生及公共服务部、美国国立卫生研究院、美国国家癌症研究所的不良事件通用术语标准（common terminology criteria for adverse events，CTCAE）5.0版以及世界卫生组织（WHO）癌症治疗结果报告手册中的分级标准可用于评估放疗所致的皮肤损伤分级。

表1　常见放疗所致皮肤损伤分级标准

参考标准	0级	I级	II级	III级	IV级	V级
WHO放射性皮炎	无症状	皮肤红斑	干性脱皮、水疱、瘙痒	湿性脱皮、脱屑、溃疡	剥脱性皮炎、坏死部分需要手术干预	—
NCI CTCAE 5.0放射性皮炎	—	淡红斑或干燥性鳞屑	中度红斑和片状湿性脱屑，多局限于皮肤褶皱处；中度水肿	非褶皱部位湿性脱屑，轻伤或摩擦出血	危及生命；皮肤全层的坏死或溃疡；受累部位可自发性出血，植皮	死亡

参考标准	0级	I级	II级	III级	IV级	V级
RTOG急性放射性皮炎	无症状	滤泡样暗红色斑，脱发，干性脱皮，出汗减少	触痛性或鲜红色斑片状湿性脱皮，中度水肿	皮肤皱褶以外部位的融合的湿性脱皮，凹陷性水肿	溃疡，出血，坏死	—
RTOG慢性放射性皮炎	无症状	轻度的萎缩，色素沉着，些许脱发	片状萎缩，中度毛细血管扩张，全部头发脱落	显著的萎缩，显著毛细血管扩张	溃疡	—

（三）放疗所致黏膜损伤

射线穿过软组织到达深部肿瘤，除了表皮会出现放射性损伤，管腔内黏膜组织也会出现损伤。不同部位放疗时，可能出现相应部位的黏膜反应。

1.放射性黏膜炎分型

（1）口腔黏膜炎

口腔黏膜炎是头颈部肿瘤放疗常见且较严重的并发症之一，约有80%的患者会发生，自身口腔卫生不良、营养不良、吸烟等因素影响较大。在6~7周放疗过程中，其典型表现为，接受放疗的前2~3周为口腔黏膜红斑、糜烂，并随着辐射剂量的增加而发展为溃疡和假膜。非角化口腔组织（颊黏膜、舌侧、软腭、口底）比角化的口腔组织更易受辐射影响。口腔黏膜炎常在放疗结束时达到高峰，症状可持续2~4周，常需要数周才能恢复。若临床表现异常或持续时间延长，需考虑继发感染，如念珠菌或单纯疱疹病毒感染。

（2）食管黏膜炎

放射性食管黏膜炎是颈胸部肿瘤如食管癌、肺癌、乳腺癌等放疗期间发生的一种非特异性炎症，多为放疗后3周内出现的急性反应，当放疗剂量达18.0~21.0 Gy时，即出现食管损伤，且放射线剂量越大，损伤程度越重。内镜检查下表现多样，可见食管黏膜红斑、糜烂、黏膜脱落、溃疡和出血。临床以疼痛、进食梗阻感、吞咽困难、反酸、胸骨后烧灼感为主要表现，尽管放射性食管黏膜炎是自限性的，但若出现慢性黏膜损伤引发食管穿孔、大出血和气管食管瘘等危急重症甚至可威胁生命。

（3）放射性肠炎

放射性肠炎是患者在接受腹腔、盆腔放疗中出现的肠黏膜损伤，包括结肠、小肠和直肠的黏膜损伤，其中直肠的黏膜损伤症状最显著。急性放射性肠炎的发病机制主要与局部水肿和黏膜炎症反应有关，是在放疗过程中及 3 个月内出现的，通常出现在第 4~5 周，临床主要表现为腹痛、腹泻、便血、里急后重及黏液便等，当累及直肠时，可观察到肛门出血、直肠疼痛及肛门失禁。此外，还有患者可出现体重减轻、嗜睡等非特异性症状。急性肠黏膜损伤具有自限性特点，不影响放疗的进程，多能在放疗结束后逐渐恢复。而慢性放射性肠黏膜损伤则症状迁延不愈，严重可出现消化道出血、肠穿孔、梗阻、肠瘘等，影响患者生活质量甚至危及生命。

（4）放射性膀胱炎

放射性膀胱炎是盆腔肿瘤，尤其是宫颈癌、前列腺癌患者接受放疗后发生损伤所引起的常见并发症。当膀胱接受超过耐受剂量 10% 的放射线照射，或照射时间持续 3~4 周即可出现放射性膀胱炎，最多见的是尿频、尿急、尿痛等尿路刺激症状，以及肉眼血尿。放疗结束后肉眼血尿大多会消失，但尿路刺激症状仍会持续，一般在放疗结束 1 个多月后多数患者上述症状会明显缓解。若发生慢性损伤则会引起膀胱出血及挛缩，导致膀胱功能下降。

2.放射性黏膜损伤分级

用于评估放射性皮肤损伤的分级标准如 RTOG 分级

标准，CTCAE 5.0版以及WHO分级标准也被推荐用于推荐评估放疗所致黏膜损伤分级。

表2 常见放疗所致黏膜损伤分级标准

参考标准	0级	Ⅰ级	Ⅱ级	Ⅲ级	Ⅳ级	Ⅴ级
WHO放射性口腔黏膜炎	无症状	疼痛,红斑	溃疡,能进食固体食物	溃疡,只能进食流质食物	无法进食	—
NCI CTCAE 5.0放射性口腔黏膜炎	无症状	无症状或症状轻微,无需干预	中度疼痛或溃疡,需要进食流质	严重疼痛,影响进食	危及生命,需要紧急干预	死亡
NCI CTCAE 5.0放射性咽/喉黏膜炎	无症状	内窥镜检查异常,轻度不适,摄入量正常	中度疼痛,有镇痛剂用药指征,摄入量减少,影响日常活动	严重疼痛,饮食吞咽严重改变,需要医疗干预	威胁生命的气道损伤,需要紧急干预(如气管切开术或插管术)	死亡
RTOG急性放射性黏膜炎	无症状	充血,可有轻度疼痛,无需止痛药	片状黏膜炎或有炎性血液分泌物,中度疼痛,需要止痛药	融合的纤维性黏膜炎,可伴重度疼痛,需麻醉药	溃疡、出血、坏死	—

参考标准	0级	Ⅰ级	Ⅱ级	Ⅲ级	Ⅳ级	Ⅴ级
RTOG慢性放射性黏膜炎	无症状	轻度萎缩和干燥	中度萎缩或毛细血管扩张,无黏液	重度萎缩伴随完全干燥,重度毛细血管扩张	溃疡	—

五、手术及局部治疗相关皮肤、黏膜损伤的临床表现

手术治疗是大部分早期恶性肿瘤患者的首选治疗方式，然而外科手术必然会带来手术部位皮肤和组织的损伤。早期预防和发现手术及局部治疗相关皮肤、黏膜损伤，可以减少手术并发症，为患者提供更好的治疗。

（一）术区出血

1.术中出血

术中出现伤口出血是不可避免的，大部分手术中出血都可在手术操作前进行药物性预防性止血，或在术中进行技术性止血，以减少患者出血量。另外，很多患者会因服用影响血小板功能的药物（华法林、肝素及其低分子的同类制剂、阿司匹林等）引起术中出血量增加。术中出血量的大小主要与手术的部位、范围，手术波及

的组织深度，患者自身基本情况密切相关。术前权衡抗凝药物的使用、术中运用相关药物与手术技术及术后引流管的使用等可以改善手术后出血情况。

2.术后出血

术后出血及局部淤血与多种因素有关，如术中血管结扎不够、结扎线脱落、剧烈活动、肌肉撕裂、术区创面大渗血多而引流不通畅、出血性疾病等。一般表现为伤口区周围皮下渗血、皮肤紫黑、皮肤淤青，出血或者淤血量大时局部明显膨隆或者波动感明显。

（二）伤口局部感染

伤口感染主要发生于未遵循无菌原则的手术操作、创伤及切除有炎症反应但未化脓的皮损时，或者术后患者在维护期间汗液、生活用水等无意间对伤口的浸渍污染。术后伤口感染通常在手术后第3~8天才会显现出来，此时表浅的缝线还被保留而深层缝线还没有开始吸收。临床表现是不断加重的红肿、疼痛并有伤口区域明显的渗液、渗脓。大部分皮肤局部的急性感染经过局部处理后都会愈合，也有部分病变演变为慢性感染，尤其是深部组织的感染，容易出现迁延不愈的情况。关节周围的感染尤其是存在植入物的情况下，因局部血供及营养不足，感染很难控制，可能需要长时间的抗感染治疗或者截肢。

若皮瓣下方或者深部软组织感染，特别是合并有植入物感染，则后果非常严重。膝关节假体置换术后部分患者会出现皮瓣坏死或者感染，会导致假体急性及慢性感染，可能需要长时间的治疗或者截肢。

（三）伤口皮片及皮瓣坏死

伤口单纯闭合、皮片或皮瓣的坏死常常是由于血液灌注不足，最终导致受损组织缺氧的结果。缺血是造成坏死最常见原因，其他一些潜在因素也可引起局部缺血。例如伤口过度的张力是皮瓣坏死最常见的原因。患者本身的因素，如吸烟、酗酒和糖尿病，会损害微循环最终影响血供。血肿和伤口裂开都会损害局部的血液循环，如果不及时处理就可能导致坏死。某些类型的伤口闭合方法自身就有局部缺血的危险性，全厚皮肤移植比分层皮片坏死的危险性高，某些皮瓣的远端比皮瓣其他部分更容易坏死。

如果坏死不是由明显感染、血肿或伤口裂开引起，则皮瓣或皮片坏死的最初征象可能是苍白或发绀，继而由深棕色变为黑色或形成黑痂。皮瓣在术后如即刻皮片呈现瓷白色，则提示皮瓣缺血，可能预示皮瓣会出现坏死而结果不良。

淋巴结清扫术后常出现皮瓣坏死且常在近期出现，以腹股沟区域清扫最为常见。腋窝区域较少发生皮瓣坏死。一般在术后3~5天即可看到明显的皮肤缺血区域，表现为暗红色或黑色的皮肤改变，边界清晰，伴感染时可出现切口破溃渗液或流脓。在之后的恢复过程中，坏死的皮瓣会结痂并脱落，若其下方出现感染和积液，则坏死的皮瓣很易裂开，需要进一步行外科清创缝合。皮瓣坏死的主要原因是皮瓣血供较差、皮瓣分离时过薄或皮肤切除过多张力太大所致，往往发生在肿瘤转移灶较大的邻近皮肤层或术中电刀功率太高，皮下血管网破坏引起。在躯干和四肢等多个部位，肿瘤切除术后的局部修复可能会出现邻近皮瓣的坏死。

（四）伤口裂开

伤口裂开是手术伤口闭合后再开放，常常出现在正常愈合的闭合手术伤口缝线拆除时或拆线后不久。手术因素会增加伤口裂开的机会，通常与不佳的手术技术有关，如在闭合处有过大的张力、皮下缝合不当或缝合不到位，患者的因素也会导致伤口裂开。长期吸烟、服用糖皮质激素、系统性疾病、肝疾病、原发性高血压、低蛋白血症、高龄患者也是高发人群。另外患者的生活习惯和患者术后医嘱服从性也是影响因素之一。例如，患者未遵医嘱，术后过度用力造成伤口裂开。

（五）皮下脂肪液化

皮下脂肪液化的表现形式多样，有的表现为局部皮瓣裂开伴渗出，有的表现为皮下纤维成分显露且有渗液。部分还合并皮下积液。无论哪种形式脂肪液化，都会导致伤口轻度裂开或愈合延迟。大多数情况下皮下脂肪液化经过局部挤压、清洁换药、穿刺抽积液等处理后自行愈合。部分情况脂肪液化范围较大导致皮瓣坏死范围大或合并感染时，需清创手术加快局部愈合速度。

（六）术区淋巴水肿、淋巴管瘘及淋巴管囊肿

1.淋巴水肿

据文献报道，淋巴结清扫术后的患肢远近期水肿的发生率高达20%~30%。其中1/3为中重度的水肿。下肢发生水肿程度重于上肢，通常表现为患肢的凹陷型肿胀、轴径增粗、晨轻夜重及运动后加重。在肢体皮肤出现破溃或炎症的情况下可伴发下肢淋巴管炎症，表现为发热、皮肤红肿热痛或出现出血样皮疹或红斑，严重者

可同时伴有深部静脉的血栓形成。清扫术后出现水肿的主要原因是由于清扫手术不仅去除了部分表浅静脉，还破坏了正常的淋巴结回流途径。下肢水肿的发生率高于上肢，特别是对于老年人或合并有深静脉回流功能障碍的患者。

2.淋巴瘘、淋巴囊肿

区域淋巴结清扫术后需常规放置引流管。若临床出现乳白色混浊引流液，无臭无味，或连续数天引流量大于300~500 mL即可考虑存在淋巴管瘘的情况。淋巴管瘘产生的主要原因可能是原转移灶巨大堵塞淋巴回流，造成淋巴管增粗，术中结扎欠妥，无法自行闭合而致。亦可能是远端原发灶术后创面愈合不佳、存在感染，导致淋巴引流增多、盲目过早拔除引流管可能导致残腔积液、感染等，甚至出现淋巴囊肿或切口裂开。对于拔除引流管后的积液，可考虑重新穿刺抽液或者再次置入引流管。如果淋巴管瘘产生的淋巴液较少，或者经引流明显减少后，可以拔除引流管后行局部加压包扎，一般10天至2周左右淋巴管瘘即可消退。若出现顽固的淋巴囊肿，可考虑手术切除或者行淋巴管及淋巴结移植来消除水肿及淋巴管囊肿。

（七）下肢静脉炎症和静脉血栓

淋巴结清扫术后较为严重的并发症包括下肢静脉炎及下肢静脉血栓。下肢静脉炎的表现主要为沿浅静脉走行方向突然发生红肿、灼热、疼痛或压痛，出现条索状物或硬结。急性期后，索条状物变硬，局部皮肤色素沉着。静脉血栓脱落可并发肺梗死，导致患者猝死，应引起高度重视。

（八）术区皮肤感觉异常

淋巴结清扫术后患者往往出现固定区域皮肤感觉异常。上肢常发生在上臂内侧区域，往往和肋间臂神经离断有关。下肢主要发生在大腿前方至膝盖，主要跟股神经的皮肤浅支切除有关。应做好术前告知，术后应注意感觉麻木区域护理，避免受伤。

（九）术区缝线反应及缝线肉芽肿

手术用线材是异物，在某种程度上所有缝合材料都会引起异物反应，然而某些缝线更容易引起炎症反应。异物反应常表现为沿表皮缝线发生的红斑和（或）无菌性脓疱。尤其是在缝线保留超过10天的部位（如躯干和背部）。缝线肉芽肿发生机制不详。一些临床医师考虑皮内缝线的位置在真皮层过于靠近表皮层是其原因。其他可能性还包括过多的线结或缝合材料的选择，经验发现有些可吸收缝线比其他缝线更容易形成肉芽肿。避免使用高反应性的可吸收缝线（如天然材料的肠线），选择低反应性（如单股合成的）的缝线。及时取出缝线是预防和治疗异物反应的最佳手段，对已形成的缝线肉芽肿治疗比较困难。

（十）术区瘢痕、增生性瘢痕和瘢痕疙瘩

瘢痕是手术不可避免的皮肤损伤之一。皮损表现为丘疹、结节或大的结节。增生性瘢痕和瘢痕疙瘩是皮肤损伤后过度纤维修复的结果，增生性瘢痕局限于外伤部位。而瘢痕疙瘩却超出该范围，常呈蟹足样浸润。外观上非常影响美容。通常无症状，部分患者在触碰后或摩擦后有瘙痒和疼痛感觉。增生性瘢痕有自行消退倾向，随着时间增长不断变频变软，而瘢痕疙瘩，则持续数十年且不断增长。部分缝合伤口因局部张力过大、皮下减张缝合不足而出现皮下弹力纤维裂开、瘢痕明显增宽等。

（十一）肿瘤复发

手术治疗后肿瘤有可能复发。复发的原因相对复杂，除了部分肿瘤本身的复发性质外，还有手术操作不规范、切除范围不足等方面原因。譬如切除时过于靠近肿瘤边缘、切除视野不清楚造成肿瘤组织污染等，都是常见的手术操作技术失误。Mohs 显微描记手术可以有效确定切除肿瘤范围，但是 Mohs 显微描记手术并不适合所有的皮肤肿瘤治疗，对于那些不属于该方式适应证的肿瘤，手术医师应该选择其他方法来尽量保证肿瘤切除干净，如术中冰冻病理送检。在某些条件下，若无法进行有效的病理送检，肿瘤的切除边界则应该在视觉可见的肿瘤边缘基础上尽量扩大切除 0.5~2 cm。

（十二）电外科治疗相关皮肤、黏膜损伤

电外科指电烙术、电解术、电灼术、电干燥术、电凝术和电切割术。电外科治疗后皮肤、黏膜损伤并发症，除了包括出血、感染、伤口坏死、瘢痕形成等，还有其特有的损伤特点，包括窜流、烧伤、起火等。如果采取预防措施，可以降低并发症的风险。

1.窜流

是指沿着神经血管束传导的高频率电流，在远处产生疼痛和组织损伤，大多发生在手术部位周围有神经时。使用双极镊或电烙仪可以避免这种情况，使用满足要求的最低能量设定有助于预防窜流。

2.烧伤/起火

在一个很小的皮肤面积上通过的电流强度过高就会引起电烧伤。由于使用了可燃性物质或消毒剂，如现场有乙醇或氧气，电外科就有可能引发烧伤或起火。过高的能量设定会引起治疗部位邻近组织的烧伤。正确的患者接地、避免窜流和使用最低能量设定能预防烧伤。使用非易燃性物质清洁皮肤，如聚维酮碘或氯己定，可以避免这些并发症。

（十三）冷冻外科治疗相关皮肤、黏膜损伤

冷冻外科就是引入低温物质（如液氮），能够降低被治疗组织的温度，使温度低于该组织所能承受的极限，达到破坏局部组织的目的，其效果等同于导致坏死的局部冻伤。接触冷冻剂后患者的临床反应首先是数分钟内出现红斑和风团，随之是水肿。在 12~36 h 水肿达到高峰，继之是浆液性或血性渗出。如果冷冻比较浅，经常会形成水疱或大疱。如果冷冻深，例如治疗恶性皮损时，有时会形成大疱，根据冷冻深度不同，可持续数周或更长时间。其他少见损伤包括化脓性肉芽肿、脱发等。

1.水肿

冷冻外科治疗后都会立即出现不同程度水肿。水肿程度与冷冻强度、范围、部位及患者反应性有关。治疗后，常数分钟内就可发生风团，随后水肿，水肿可持续数日。有时发生水肿很剧烈，尤其是在皮肤松弛部位，如眶周区域、额部、下颌部位，偶尔发生在耳部周围。眶周部位水肿可持续3~5天，偶尔会更长。

2. 水疱

水疱是由冷冻后，受损组织表皮和真皮分离而造成。水疱形成代表冷冻的深度，是治疗有效的表现之一。一般要限制冷冻时间和范围，对于良性皮损安全边距控制在1~2 mm，恶性皮损控制在5 mm。有时冷冻后可出现血疱。

3. 化脓性肉芽肿

不常见，为冷冻治疗后良性血管增生，呈结节状，在冷冻治疗后数周发生。

4. 脱发

某些部位冷冻15~20秒就可能导致毛发脱落。如果冷冻效果扩展至毛囊，可能导致毛囊损伤，造成永久性脱发。对恶性皮损成功的冷冻治疗通常会达到这个深度，冷冻20秒或更长时间会导致永久性脱发。所有有毛发的区域都可能受到影响，包括眼睫毛。

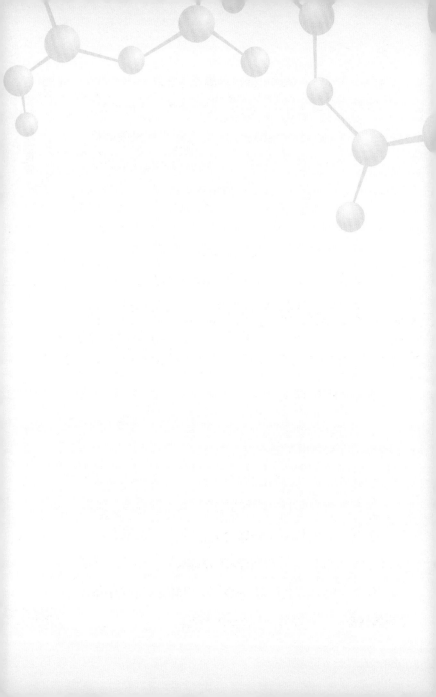

第五章

肿瘤相关皮肤、黏膜损伤的预防和处理

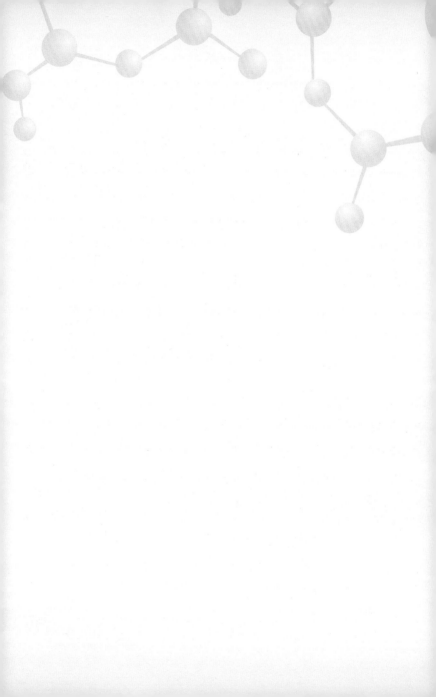

一、肿瘤治疗前的基线筛查和治疗中的动态监测

皮肤、黏膜系统是肿瘤药物不良反应最常累及的靶器官之一，皮疹出现时间与用药时间的关系是诊断药物不良反应的重要依据，因此皮肤、黏膜状态在用药前的基线筛查和用药过程中的动态监测十分重要；既往患有皮肤、黏膜基础疾病的患者，在接受控瘤治疗后，原有疾病存在加重风险，因此详细了解该部分患者病史、用药史对于抗肿瘤药物治疗方案的制订和综合考虑必不可少。

（一）用药前皮肤、黏膜的基线筛查

1.既往药物过敏史

对磺胺类过敏的患者在使用带有磺胺基的药物时应警惕发生交叉反应。例如，BRAF 抑制剂维莫非尼、达拉非尼均具有磺胺基，有研究发现对磺胺类过敏的患者在使用维莫非尼后出现了中毒性表皮坏死松解症，且体外淋巴细胞试验证实患者血清对维莫非尼和达拉非尼发生交叉应答。因此，对磺胺类药物过敏的患者应慎重选用该类药物，反之亦然。

部分化疗药物和单抗类药物可诱发速发型超敏反

应，表现为用药后快速出现皮疹，重者出现过敏性休克。例如，西妥昔单抗可诱发Ⅰ型超敏反应甚至因过敏性休克导致死亡。铂类药物在多个化疗周期后出现药物致敏。紫杉烷类药物的超敏反应通常见于第一次或第二次用药。对于此类特殊患者，实现药物脱敏后才能够重新、安全地引入这些治疗方法。可利用皮肤测试（如皮肤点刺试验）评估这些药物的超敏反应。

2.既往基础皮肤病史

许多慢性皮肤病的发病机制与自身免疫、炎症因子、血管功能密切相关，而肿瘤治疗可能显著改变机体内环境，或以血管为主要治疗靶点，从而引起患者原有皮肤病的加重或进展；同时，部分治疗基础皮肤病的药物也可能对肿瘤治疗产生一定影响，例如在非小细胞肺癌患者中已经证实基线激素用量大于等于10 mg泼尼松（或等效量）可减弱PD-1单抗的疗效。因此，有必要在肿瘤治疗前对慢性基础性皮肤病做基础评估，并在治疗中动态监测。常见的易受控瘤治疗影响的慢性皮肤病包括以下几种：

（1）结缔组织病

近年来许多证据显示多种肿瘤治疗手段可能会诱发

或加重结缔组织病，包括系统性红斑狼疮、皮肌炎、硬皮病等。例如手术可能加重结缔组织病患者的间质性肺炎；放疗可能加重血管损害和成纤维细胞的增殖而加重结缔组织病；化疗药物如紫杉烷类、吉西他滨可诱发硬皮病样改变。尤其是免疫检查点抑制剂（immune check-point inhibitor，ICI）上市后，诱发或加重自身免疫病的报道不断增多。既往患皮肌炎的患者在控瘤治疗期间可能加重。转移性肾细胞癌患者在接受ICI控瘤治疗后原有的皮肌炎加重，静脉使用免疫球蛋白控制皮肌炎后才得以继续ICI治疗。此外，控瘤治疗期间也有新发皮肌炎的报道。

美国国立综合癌症网络（national comprehensive cancer network，NCCN）建议，对于合并自身免疫性神经系统或神经肌肉疾病的患者、危及生命的自身免疫病、病情控制差或需要高剂量免疫抑制剂控制的自身免疫病患者，禁止使用ICI类药物。

对于合并结缔组织病的患者，在制订控瘤治疗方案前，应详细记录病史并询问相关疾病的症状、体征，筛查血尿常规、肝肾功能等常规项目及自身抗体、补体、风湿系列等疾病活动度指标，建议与风湿科、皮肤科医生共同制订个性化的治疗方案。对于需要进行控瘤治疗的结缔组织病患者，可根据相应结缔组织病的病情活动度评分来进行病情的监测，例如系统性红斑狼疮可依据活动度评分（systemic lupus erythematosus disease activity index，SLEDAI），皮肌炎患者可根据患者肌力、肌酸激酶、肌酸激酶同工酶等指标来判断。

（2）红斑鳞屑性皮肤病

最常见的为银屑病，VEGF拮抗剂类药物（如索拉菲尼）可加重既有银屑病皮疹；ICI也可引起银屑病皮疹和银屑病性关节炎复发。用银屑病皮损严重程度评分（psoriasis area and severity index，PASI）可方便、动态监测银屑病皮疹的变化情况；对于合并关节症状的银屑病患者，建议采用ACR20评分对关节症状进行动态监测。2021年一项多中心回顾性研究发现，在既往存在银屑病的肿瘤患者（包括黑色素瘤、肺癌、头颈部肿瘤等）中，使用ICI后，57%的患者出现了银屑病复发，其中53%仅接受局部治疗，21%需接受全身用药，7%患者因银屑病终止抗肿瘤免疫治疗，并且银屑病复发患者的无进展生存期（progression free survival，PFS）显著长于无复发的患者（39月 vs. 8.7月，P=0.049）。启动

ICI治疗时，疾病若处于活动期，则其病情加重程度明显高于基线处于非活动期的患者（$P<0.05$）。

既往合并银屑病的患者即使在抗肿瘤药物使用后出现皮疹的复发或加重，多经局部用药（糖皮质激素/维生素 D_3 衍生物/钙调磷酸酶抑制剂）及窄谱中波紫外线光疗可得到有效控制，需要停药的情况少见。

（3）色素异常性疾病

最常见的是白癜风。白癜风是使用ICI类药物的肿瘤患者发生率最高的皮肤不良反应之一，其中尤以黑色素瘤患者发生率更高，常在治疗几个月后快速进展，多表现为双侧、对称的色素减退斑。晚期黑色素瘤患者中出现的白癜风与更好的治疗反应、更长的生存期有关。临床上皮肤科评估白癜风病情活动程度是基于对白斑面积的粗略估计，时间跨度较大；临床上比较客观且方便使用的监测手段可采用VASI评分，根据白斑占身体总面积的比例进行评估，以患者一个手掌面积为1%体表面积，方便动态记录患者白斑面积的变化情况。ICI类药物诱发的白癜风常首发于面部、手背等曝光部位，用药前需提醒有相关风险的患者注意防晒。

（4）大疱性皮肤病

合并大疱性类天疱疮的肿瘤患者使用抗 PD-1/PD-L1 或抗 CTLA-4 治疗时，皮损有加重风险。也有个案报道称控瘤治疗中出现的大疱性类天疱疮提示肿瘤预后好。目前还没有关于控瘤治疗引发寻常型天疱疮的报道。

（5）皮肤附属器疾病

一部分在基线筛查时存在轻微毛囊炎的患者，使用EGFR 抑制剂（如西妥昔单抗）、MEK 抑制剂（如司美替尼、曲美替尼）后可能演变为化脓性毛囊炎，这与毛囊皮脂腺单位的中性粒细胞浸润及局部表皮葡萄球菌过度增殖有关。既往存在玫瑰痤疮，尤其面部丘疹脓疱型玫瑰痤疮的患者，免疫治疗中皮疹可能加重，外用甲硝唑、口服强力霉素可缓解。

（6）光敏性皮肤病

有研究发现维莫非尼治疗过程中可引发光敏，表现为 UVA 短期暴露 10~15 分钟即出现灼烧性红斑，并持续数天。这可能与用药后血维生素 PP 浓度降低、卟啉水平显著升高有关。可以用广谱防晒霜和防护服预防。此外，控瘤治疗前的育龄期女性患者若存在光敏，应进一步询问是否有红斑狼疮的临床特征及家族史，并完善必要的化验检查。

（7）荨麻疹类皮肤病

寒冷性荨麻疹在 ICI 治疗期间病情可能加重。

（8）其他

基线即存在的结节病患者在使用控瘤治疗后皮疹可能加重。另有研究指出 ICI 控瘤治疗可能诱发结节病。系统使用糖皮质激素通常可以改善皮疹，此后可重启免疫治疗。孤立的皮损则可以使用局部糖皮质激素或合成抗疟药治疗。

（二）控瘤治疗中皮肤、黏膜的动态监测

肿瘤患者由于全身一般情况和营养状况特殊，加上控瘤治疗造成的影响，常发生皮肤、黏膜状态的改变。部分速发型过敏性反应导致的皮肤、黏膜不良反应可在用药早期（甚至第一次用药时）快速发生，还可以贯穿于整个治疗过程，甚至在治疗结束后发生，因此对于皮肤、黏膜状态的动态监测十分重要。同时由于皮肤、黏膜位于体表，患者及家属易于观察，故常在不良反应发生的早期即报告医生。此时鉴别这些皮肤、黏膜的表现是非特异的皮疹或控瘤治疗药物引起的药疹十分重要，正确的诊断可以避免不必要的停药，早期干预有利于快速控制药物相关的皮肤、黏膜不良反应。

1.常见药疹疹型的早期识别

不同药物、不同个体发生的药疹疹型有较大差异，在发疹早期大多也缺乏敏感的血清学指标，因此对药疹疹型尤其是重症药疹皮疹类型的早期识别对于快速诊断及干预非常重要（对重症药疹的干预时机越早，治疗难度越低，疗效越好），是肿瘤治疗过程中皮肤、黏膜动态监测的重要内容之一。

（1）重症药疹

包括重症多性红斑型药疹（stevens-johnson syndrome，SJS）、中毒性表皮坏死松解型药疹（toxic epidermal necrolysis，TEN）、药物超敏反应综合征（drug-induced hypersensitivity syndrome，DIHS，又称伴嗜酸粒细胞增多和系统症状的药疹 drug rash with eosinophilia and systemic symp toms，DRESS），以及红皮病型药疹。

重症多性红斑型药疹（SJS）：SJS早期可仅表现为非特异性的红斑、斑丘疹，但仔细观察可发现皮疹呈现"靶形"，发展迅速，常伴有明显瘙痒，若伴有疼痛是局部表皮细胞坏死的提示；若同时还有黏膜累及和发热、外周血白细胞升高、肝肾功能损害则高度提示 SJS，需及时停药，尽早给予系统激素/TNF-α抑制剂等治疗。

中毒性表皮坏死松解型药疹（TEN）：初起症状隐匿，可表现为躯干、四肢的暗红斑，迅速延及全身。皮疹疼痛明显、"尼氏征"阳性（轻度外力摩擦后表皮即易剥离形成糜烂面）高度提示 TEN。

药物超敏反应综合征（DRESS）：与 SJS/TEN 不同，DRESS 的皮疹无特异性，早期识别困难，可仅表现为四肢、躯干的淡红斑、丘疹、斑丘疹，瘙痒明显，患者出现面部水肿是提示 DRESS 的线索之一。部分 DRESS 患者可合并噬血细胞综合征，病情十分凶险，对怀疑有 DRESS 的患者需密切监测血常规、肝肾功能、血脂，淋巴细胞亚群结合外周血涂片、骨髓穿刺有助于诊断噬血细胞综合征。

红皮病型药疹：可由发疹型药疹、湿疹型药疹等多种疹型发展而来，受累面积超过全身90%，早期表现缺乏特异性，若患者出现红斑迅速发展、大量脱屑，并伴有发热、寒战、淋巴结肿大等全身症状需高度警惕，由于大量脱屑，患者常合并有顽固的低蛋白血症，同时容易合并肝肾功能损伤，应注意监测相关指标。

（2）其他常见类型药疹

固定型药疹：好发于皮肤-黏膜移行交界部位，如口唇、生殖器部位。常为局限于固定部位的暗红斑，可伴有瘙痒或疼痛，重者可形成水疱。

发疹型药疹：在接受免疫治疗的患者中常见，接受PD1抑制剂治疗的患者中发生率为13%~21%，在接受CTLA-4抑制剂治疗的患者中发生率为14%~26%，二者联合治疗的患者中发生率可高达55%。最早可在第一次接受免疫治疗即发生，但绝大多数发疹型药疹为1~2级，大于等于3级非常罕见。主要表现为散在的红色丘疹、斑丘疹，主要分布于躯干、四肢，极少累及头面部，具有一定自限性，但消退慢，多持续3~10周。需要警惕的是这种非特异性的红斑、丘疹可能是其他类型药疹如扁平苔藓样药疹、银屑病样药疹、自身免疫性疱病型药疹甚至DRESS、红皮病型药疹的早期表现。此外，还需要与麻疹、风疹等病毒疹鉴别，病毒疹常伴有发热、浅表淋巴结肿大及前驱上呼吸道感染症状，相关病毒IgM检测有助于鉴别。

荨麻疹型药疹：较常见，且发病较早，表现为荨麻疹样皮疹，可发生于全身任何部位的红斑、风团，伴有剧烈瘙痒。部分患者可能合并血管神经性水肿，若荨麻疹型药疹发生于头面部应仔细询问患者是否合并呼吸困难、胸闷，动态观察其呼吸情况，避免发生喉头水肿。

光敏型药疹：多因使用带有光反应性药物的患者，经日光或紫外线照射后发病。包括光毒反应性药疹和光超敏反应性药疹，前者仅局限于光照部位，后者可同时累及光照及非光照部位。皮疹缺乏特异性，多表现为红斑、丘疹等湿疹样损害，但瘙痒明显。

2.非特异性的皮肤、黏膜改变

（1）皮肤干燥：多种控瘤治疗（包括化疗药物、靶向药物、ICI、放疗）均可引起非特异的皮肤干燥，老年患者由于皮脂腺功能生理性衰退，则皮肤干燥更为常见、也更严重。

（2）皮肤瘙痒：是ICI最常见的皮肤不良反应之一，影响生活质量。瘙痒可伴或不伴皮疹，不伴明显皮疹的单纯瘙痒很常见，可局限于特定身体部位或游走全身。有研究发现肿瘤治疗期间2.2%~47%患者出现瘙痒。接受靶向治疗的肿瘤患者患瘙痒症的风险显著增加。在PD-1抑制剂类药物单药治疗中发生率可达13%~20%，联合CTLA-4抑制剂可升高至30%。发病时相差别较大，最早可在第一次治疗即发生，中位发生时间为3个治疗周期。

（3）泛发性水肿：据统计，在接受ICI治疗的患者中发生率为0.19%，其中最常见的是外周水肿（占85%），最常见的肿瘤类型为黑色素瘤（45%）和肺癌（30%）。泛发性水肿的病理生理学可能与内皮功能障碍有关，可表现为毛细血管渗漏综合征或肝窦阻塞综合征/静脉闭塞性疾病（SOS/VOD），经激素治疗后多数患者可改善。

二、肿瘤相关皮肤损伤的处理

（一）免疫治疗药物皮肤黏膜损伤的处理

1.以斑丘疹为主要形态药疹的处理

1级：BSA<10%，有或无症状（如瘙痒、灼热、疼痛）：避免皮肤刺激（搔抓、热水烫洗等），加强防晒，外用润肤剂、中/强效糖皮质激素或钙调磷酸酶抑制剂、口服抗组胺药治疗瘙痒，继续免疫治疗；系统体格检查排除其他原因导致的皮损，如病毒疹、细菌感染、其他药物引起的药疹；

2级：BSA为10%~30%，有或无症状；工具性日常生活活动（IADL）受限：在上述治疗的基础上，将中/

强效糖皮质激素外用制剂换为强效/超强效；请皮肤科医师会诊，进一步明确是否可能发展为重症药疹，必要时按照3级处理，并完善皮肤组织病理活检；

3级：BSA>30%，伴或不伴相关症状、基本性日常生活活动（BADL）受限：住院治疗，暂停免疫治疗，局部外用强效/超强效糖皮质激素制剂；根据皮损的严重程度予糖皮质激素系统治疗：轻度至中度，泼尼松0.5~1 mg/（kg·d），给药3天，然后继续停止免疫治疗1~2周；重度，静脉滴注泼尼松0.5~1 mg/（kg·d），并在缓解后转换为口服，2~4周内逐步减量，皮损严重程度降低至1级，可考虑重启免疫治疗。

2.Stevens-Johnson综合征（SJS）/中毒性表皮坏死松解症（TEN）的处理

轻型：外用药物：急性期红肿可外用炉甘石洗剂，糜烂渗出多可外用3%硼酸溶液或0.01%苯扎氯铵湿敷，每次15~30 min，每天数次，连续1~3 d，直至控制渗出。除糜烂性皮损外，均可外用糖皮质激素制剂。系统用药：首选第二代H1受体抗组胺药；伴有睡眠障碍者，可选用第一代H1受体抗组胺药；可口服泼尼松0.5 mg/（kg·d）给药3~5天。

重型：加强日常创面护理、注意无菌操作，避免继发感染，目前国内外指南均不建议常规使用系统性抗菌药物进行预防性治疗。建议完善破溃皮肤区域细菌采样检测，当从皮肤培养结果中发现单一菌株的数量显著增加、高热和炎症指标升高并持续五天以上，或高热和炎症指标出现明显增加或病程中再次升高、患者体温骤降或病情恶化时系统给予抗生素治疗。若药敏试验结果未报，宜选用广谱、不易致敏、不易耐药的抗菌药物；药敏试验结果回报后，可根据结果选用相应的不易致敏的抗菌药物。抗菌药物疗效欠佳时，应怀疑可能感染耐药菌或并发其他感染（如病毒、真菌感染）的可能，适时调整治疗方案。及时纠正低蛋白血症、水电解质紊乱等，并维持血容量，必要时可输入新鲜血液、血浆或蛋白以维持胶体渗透压；对其他器官系统受累的患者，也应做相应处理，并请相关科室医师会诊。静脉滴注糖皮质激素，泼尼松 1~2 mg/（kg·d），用药 7~10 天，控制病情后可快速减量。必要时予丙种免疫球蛋白，400 mg/（kg·d），连用 3~5 天。免疫抑制剂如环孢素可单用于 SJS/TEN 的治疗，推荐剂量 3 mg/（kg·d）。其他可选用的免疫抑制剂和生物制剂包括环磷酰胺、吗替麦考酚酯、TNF-α抑制剂等。

3.免疫性大疱病的处理

局限性（皮疹局限于单个解剖区域）或轻度皮损：首选外用强效/超强效糖皮质激素。以卤米松为例，每天15 g，分1~2次外用，3周病情未控制，可增加用量至30 g（注意避开颜面部，体重小于45 kg者不超过20 g）。治疗及维持期均应配合使用润肤剂保护皮肤屏障。

中、重度皮损：系统用糖皮质激素起始剂量推荐为泼尼松0.5~1 mg/（kg·d），若1~3周后病情未得到明显控制（每日新发水疱和大疱超过5个，瘙痒程度未减轻），可考虑联用免疫抑制剂。病情得到控制（每日新发水疱<5个，原有糜烂面基本为新生上皮覆盖）后激素开始减量，最初3~4周，可每7~10天减总药量10%，之后每2~4周减1次，后期减量速度减慢，逐渐过渡到隔日服药的维持阶段，即隔日晨起顿服5~20 mg，常需1年以上。

4.湿疹样药疹的处理

外用中/强效糖皮质激素制剂、外用钙调磷酸酶抑制剂（面部、皮肤褶皱部位），系统使用抗组胺药及外用润肤剂，条件允许时可用窄谱中波紫外线或UVA1光疗。

5.苔藓样药疹的处理

外用强效糖皮质激素制剂，对于难治性病例，可口服糖皮质激素。此外，窄谱中波紫外线光疗，口服阿维A、环孢素亦有效。

6.银屑病的处理

外用强效糖皮质激素制剂和维生素D_3衍生物，可采用窄谱中波紫外线光疗，阿维A、甲氨蝶呤和阿普斯特可用于银屑病的系统治疗。不推荐使用生物制剂，尤其是肿瘤坏死因子抑制剂。

7.白癜风的处理

加强防晒，可外用强效糖皮质激素制剂和钙调磷酸酶抑制剂及遮盖剂。不推荐系统使用糖皮质激素或环孢素等免疫抑制剂。

需要注意的是，目前抗肿瘤治疗方案中以免疫治疗为基础的联合用药方案逐渐增多，对于增强免疫反应的药物如PD-1单抗在联合其他免疫治疗药物如CTLA-4单抗、干扰素α时，各系统不良反应发生率显著上升，皮肤黏膜系统损害亦不例外。从皮肤科近年对相关不良反应诊治的经验来看，较单药治疗，免疫联合治疗导致的皮肤黏膜不良反应发生时间明显前移，且严重程度高，治疗难度大。以黑色素瘤为例，PD-1单抗+高剂量干扰素α1b的联合方案，最常见的皮肤、黏膜不良反应包括扁平苔藓样药疹、白癜风和口腔黏膜糜烂、溃疡，发生率明显高于PD-1单抗或干扰素单用，最早可在使用1次联合治疗后2周内即出现。此外，重症药疹的发生率也升高，而且进展快速。治疗上，相比于其他常见药物（如抗生素、解热镇痛药、中药等）引起的SJS/TEN，由免疫治疗药物导致的病例对常规的TNF-α单抗治疗或系统激素治疗反应欠佳，常需采用二者联合，并加强局部护理，才可实现较好的控制。

（二）靶向治疗药物皮肤损害的处理

靶向药物导致皮肤损害的预防和早期管理可很大程度避免药物减量或停药。

1.丘疹脓疱疹（痤疮样疹）的处理

由表皮生长因子受体（EGFR）抑制剂等药物治疗导致，该类皮疹的发生及其严重程度与肿瘤对EGFR阻断的应答及患者总生存率正相关。在治疗前告知患者出现该类皮疹的可能性。基于皮疹程度和病人不适程度予以局部和/或系统治疗。对于皮损引起的瘙痒可使用抗组胺药，夜间瘙痒较严重时，使用多虑平。避免热水烫洗皮损。

1级皮损：当皮损无明显脓疱，可局部外用中弱效糖皮质类固醇、钙调磷酸酶抑制剂。当存在脓疱时，首选抗生素类外用药，如克林霉素、红霉素、甲硝唑及夫西地酸。

2级皮损：通常需要全身系统治疗。一线药物为四环素类药物，即米诺环素或多西环素，米诺环素50~100 mg/d，多西环素100~200 mg/d，疗程4~6周。

3级皮损：除外用药治疗及四环素类药物系统治疗外，可短期系统给予糖皮质激素，如泼尼松0.5~1 mg/（kg·d），连续7天，需暂停靶向药物治疗，重启时根据皮损缓解程度调整治疗剂量。必要时完善脓疱疱液细菌培养，根据药敏实验给予敏感抗生素。口服低剂量异维A酸治疗亦有效。

4级皮损：收治入院；完善皮损处病原学培养；局部抗生素类药物治疗；四环素类药物系统治疗；根据药敏结果选择抗生素静脉滴注（广谱/覆盖G⁻菌群的抗生素类）；可考虑联合静脉糖皮质激素治疗（甲泼尼龙/地塞米松）。

2.皮肤干燥及瘙痒的处理

EGFR抑制剂等药物治疗可导致。避免使用刺激性洗浴用品及护肤品，使用润肤剂加强保湿。外用药物多选用赋形剂为乳膏或软膏的药物，干燥或丘疹脓疱疹引起的瘙痒可外用糖皮质激素软膏（如0.1%糠酸莫米松乳膏）或使用一/二代抗组胺药物（如依巴斯汀、氯雷他定等）治疗。仍无法缓解者，排除其他诱发皮肤瘙痒的疾患（如糖尿病、肝肾功能异常和血液系统肿瘤）后，可选择加巴喷丁或普瑞巴林口服改善顽固性瘙痒。

3.光敏感性的处理

EGFR抑制剂等药物治疗可导致。治疗停止数月后色素沉着可逐渐消退。治疗期间应采取有效防晒措施，如外出时着防晒服，使用广谱防晒霜（防晒系数SPF≥30和PA≥++，分别预防紫外线UVB和UVA），尽量避免在正午时段（10：00~15：00）长时间的户外活动；脉冲染料激光或强脉冲光治疗对毛细血管扩张治疗有效。

4.手足皮肤反应（hand foot skin reaction，HFSR）及手足综合征（hand-foot syndrome，HFS或称掌跖红肿疼痛综合征palmar-plantar erythrodysesthesia syndrome，PPES）的处理

多激酶抑制剂等药物治疗可导致。治疗前应告知患者可能出现此类治疗剂量依赖性皮肤不良反应。避免压力和摩擦，避免长时间行走及搬运，可着宽松有弹性的鞋袜及手套予以预防。根据皮损严重程度分级予以相应治疗。1级（皮损轻微无明显疼痛）：无需调整治疗剂量，外用润肤剂（如10%尿素软膏）；2级（皮损伴疼痛导致IADL限制）：外用强效糖皮质激素制剂7~10天，外用5%利多卡因贴剂/乳膏或冷敷可缓解局部疼痛不适。必要时应降低50%治疗剂量；3级（严重皮损伴严重疼痛导致的BADL的限制）：除予1、2级治疗措施外，可外用角质剥脱剂（如5%水杨酸），对发生水疱和糜烂的局部皮损予抗菌溶液湿敷或浸浴。暂停靶向治疗1~2周，至不良反应恢复至0级或1级后，才可以低剂量恢复给药。此外，对于卡培他滨治疗相关皮损，可予塞来昔布200 mg，每日2次。

5.发疹型药疹的处理

1级药疹可仅予润肤剂，密切观察。2级和3级药疹可予抗组胺药和外用糖皮质激素制剂控制相关症状。重症患者需系统使用糖皮质激素，疗程5~7天，必要时暂停靶向治疗。症状减轻后，降低25%的药物剂量重启治疗。对于4级药疹，需要住院接受静脉糖皮质激素治疗，并立即停用原靶向药物。

6.表皮肿瘤的处理

密切监测可能提示鳞状细胞癌的皮损特点（如快速生长、疼痛等）。可早期冷冻、手术刮除或切除、电凝、CO_2激光和光动力治疗；可局部外用药物，包括角质剥脱剂、咪喹莫特、5-氟尿嘧啶等。对于维莫非尼或达拉非尼治疗过程中出现的SCC，手术切除即可，无需调整治疗剂量。

7.毛周角化病样变的处理

可外用维A酸和尿素、α-羟基酸或水杨酸制剂缓解疼痛。如果皮损处瘙痒剧烈，可外用糖皮质激素制剂，口服抗组胺药。皮疹通常在数周内可消退。

（三）化疗药物皮肤损害的处理

1.丘疹脓疱疹（痤疮样疹）的处理

同上文。

2.HFS的处理

同上文。

3.光敏感性的处理

同上文。

4.SJS 及 TEN 的处理

同上文。

5.自身免疫性皮肤病的处理

完善皮肤组织病理检查及自身抗体检查等。治疗期间加强防晒有助于预防狼疮光敏性皮损的发生。已发生的皮损，可外用或口服糖皮质激素。停用紫杉醇等烷类药物后，硬皮病样皮肤真皮纤维化改变可显著逆转。

6.药物外渗的处理

治疗时多巡视可及早发现，停止输注药物，留置导管并尝试抽吸。在最初的24~72 h内局部冷敷，后加热敷，可视情况使用解毒剂。必要时请外科会诊局部清创。

7.脂溢性角化病及光线性角化病的处理

继续治疗。当局部炎症严重时，可局部外用钙调磷酸酶抑制剂。必要时手术切除并行皮肤组织病理活检。

8.间擦皮炎的处理

保持皮损干燥、清洁，渗出较明显时可外用生理盐水湿敷，干燥皮疹可外用弱至中效糖皮质激素制剂或钙调磷酸酶抑制剂。在不考虑合并念珠菌感染的情况下，可外用唑类抗真菌制剂如氟康唑或益康唑。如果治疗无效，应进行皮肤组织病理活检。

9.放射增敏的处理

应告知患者潜在的光敏性，避免过度暴露于日光下，加强防晒。化疗停止后，这种不良反应可自行消失。

10.溃疡和血管病的处理

吉西他滨诱导的血管炎停药后可消退，泼尼松1 mg/（kg·d）或秋水仙碱0.5 mg每日3次治疗有效。羟基脲诱导的慢性溃疡治疗较为困难，停药后可好转。加强局部创面护理，局部外用成纤维细胞生长因子、己酮可可碱和前列腺素E1（前列地尔）有效。

（四）放疗皮肤损害的处理

1.急性放射性皮炎处理

局部加强保湿，可外用糖皮质激素制剂，尼龙银敷料和磺胺嘧啶银乳膏等进行治疗；较为严重的糜烂和溃疡，可采取维生素B_{12}粉或人粒细胞巨噬细胞刺激因子敷于创面，定期清洗后用油性纱布覆盖。

2.慢性放射性皮炎的处理

可系统使用己酮可可碱，外用超氧化物歧化酶、他汀类等药物治疗，也可采用物理疗法，如脉冲激光染料激光疗法、低能量氦激光治疗等。对于慢性放射性皮炎反复破溃严重影响生活质量且对于药物治疗效果不佳的患者，应采用手术治疗，但应注意根治性放疗后 3 个月内不宜进行修复手术。

3.慢性溃疡的处理

无明确感染及渗出的皮损可外用糖皮质类激素制剂，或长期合成敷料、负压敷料、高压氧等。血小板生长因子能促进局部肉芽的生长。此外，可予局部或全身应用抗生素抗感染。伴随软组织坏死愈合增加，可使用己酮可可碱单药或与维生素 E 联合逆转纤维化。其他可选择的治疗手段包括氨磷汀和5%枸橼酸西地那非外用制剂。

4.淋巴水肿的处理

早期治疗选择包括局部按摩帮助淋巴引流、加压包扎和穿戴护具。如发展至晚期淋巴水肿，可考虑采用脂肪抽吸等外科干预方案。

5.继发性皮肤恶性肿瘤的处理

有明确的继发皮肤恶性肿瘤，可进行 Mohs 显微外科手术切除。若肿瘤为鳞状上皮癌或基底细胞癌时，需采用手术切缘更宽的标准切除（切缘大于 4 mm）。若肿瘤为原位或侵袭性较低的恶性肿瘤，可使用刮除术以及局部治疗（外用5–氟尿嘧啶）。

6.放射相关血管肉瘤的处理

局限性血管肉瘤手术完全切除，晚期的血管肉瘤可选用化疗，抗血管生成治疗以及免疫治疗，如多柔比星、吉西他滨、贝伐珠单抗、帕博利珠单抗等。

7.辐射诱导的硬斑病或局限性硬皮病的处理

轻型外用钙调磷酸酶抑制剂、强效糖皮质类激素制剂或 UVA1 光疗，难治性病例可考虑系统治疗（如甲氨蝶呤和口服皮质类固醇）。

8.免疫性大疱病的处理

同上文。

三、肿瘤相关黏膜损伤的处理

（一）肿瘤治疗常见的黏膜损伤临床表现

随着肿瘤治疗手段的日新月异，除了传统放化疗外，各种新型靶向药物和免疫治疗药物带来治疗相关的黏膜损伤日益增多。控瘤药物导致的黏膜损害临床表现多种多样，早期识别黏膜损害的症状有利于规范的管理，及时调整治疗方案。黏膜损害详见上文。

（二）黏膜损害严重程度分级

在肿瘤治疗过程中，部分患者黏膜损伤仅表现为轻度的口干，严重者可能出现黏膜组织坏死、自发性出血、剧烈腹痛、高频次腹泻、胃肠道黏膜组织坏死穿孔等危及生命的情况。依据患者黏膜受累的症状及体征，对黏膜受损的严重程度进行分级。临床上，可以通过黏膜受损的严重程度评估控瘤药物是否需减量、停药。口腔黏膜主要依据黏膜溃疡的数量、大小及疼痛症状进行分级，结肠黏膜主要通过腹泻的频次和腹痛的严重程度进行分级，见上文。

（三）黏膜损害的分层管理防治策略

1.一般预防保护措施

一般的治疗措施包括患者教育、口腔清洁、专业的口腔护理计划、保持黏膜表面的滋润。

（1）患者教育：帮助患者了解黏膜护理的重要性，整个抗肿瘤治疗期间，保持口腔清洁，尽量选择毛质柔软的牙刷，含氟牙膏进行口腔清洁，每天2~3次。

（2）餐后、睡前及时清洁口腔内残留的食物残渣，可以选择温和的盐水或者碳酸氢钠溶液漱口。

（3）黏膜损害时，尽量进食细软、流质饮食，少食多餐，忌吃生冷、过热、辛辣等刺激性食物；可以口服双歧杆菌等益生菌调节肠道菌群。

如果患者出现腹痛、腹泻、恶心等消化道症状，应及时完善大便检查，排除感染性腹泻。除了患者的主观症状，内镜检查能更精准的评估消化道黏膜的损伤程度，可以联合运用以准确评估患者黏膜受损的程度。

2.治疗

（1）分级处理原则

用药方案需根据患者受累部位及严重程度进行选择，大多数表现为Ⅰ/Ⅱ级黏膜损害的患者经过适当局部处理后可逐渐好转，但如果出现Ⅲ/Ⅳ级黏膜损害，则需要配合减药甚至停药，必要时需要系统治疗。因此药物治疗时的原则为积极对症，分级处理，局部对症治疗为主，系统全身治疗为辅。对于黏膜Ⅰ级受累的患者，以局部对症治疗为主，做好基础口腔护理，改变饮食习惯，无需停用相关抗肿瘤药物；黏膜Ⅱ级损伤的患者，在局部处理的基础上，可联合中小糖皮质激素[0.5~1.0 mg/（kg·d）]，若黏膜损伤症状较轻，控瘤药物无需调整，若症状较明显，难以忍受，则需暂停控瘤药物，直至恢复至Ⅰ级，再以相同剂量重新启动抗肿瘤治疗；黏膜Ⅲ级损伤的患者，对症并联合糖皮质激素，暂停控瘤药物，直至恢复至Ⅰ级，以低剂量重新启动抗肿瘤治疗，若再次出现Ⅲ级以上的黏膜损害，则参照Ⅳ级黏膜损伤进行管理；Ⅳ级黏膜损伤，除Ⅲ级处理措施外，需永久停用控瘤药物，并予以支持治疗。

（2）局部治疗

1）黏膜保护剂

主要有口腔凝胶、口腔溃疡防护剂、自由基清除剂、必需氨基酸及过饱和钙磷酸盐等。已有证据支持口腔凝胶（益普舒）、口腔溃疡防护剂（利膜平）、氨磷汀在保护口腔溃疡，缓解疼痛症状方面的作用。该类药物可在黏膜表面形成保护膜，覆盖溃疡、糜烂面，并具有止痛和减少创面刺激的作用。

2）抗炎药

局部使用糖皮质激素类药物和非甾体抗炎药。糖皮质激素具有减轻黏膜水肿、抑制皮肤、黏膜局部炎症反应，减轻患者临床症状的作用，对于皮肤、黏膜损害可选择不同制剂的糖皮质激素局部给药。但由于其长期使用可能增加口腔真菌感染、黏膜萎缩等，建议疗程应当根据病情尽量缩短。

盐酸苄达明是一种非甾体类抗炎药，可抑制肿瘤坏死因子-α和白细胞介素-1β等促炎细胞因子的产生。使用苄达明漱口水可预防接受中等剂量放疗的头颈癌患者的口腔黏膜炎。可根据皮损具体病变部位及严重程度选择不同效价的外用激素软膏，口腔或黏膜部位可选择凝胶或者口内膏类制剂，如0.1%曲安奈德口内膏，眼部黏膜损害可予以地塞米松滴眼液等，鼻黏膜损害可予以不同类型的鼻内类固醇喷雾剂。

3）生长因子

帕利夫明（角质形成细胞生长因子-1）是唯一被美国食品和药物管理局和欧洲药品管理局批准的口腔黏膜炎药物。其他证据尚不充分的生长因子包括：成纤维细胞生长因子-20、角质形成细胞生长因子-2、粒细胞-集落刺激因子、转化生长因子-β、重组人表皮生长因子（EGF）等。

4）镇痛剂

黏膜受累的患者往往伴有局部疼痛，影响进食、日常生活工作，可通过局部外用止痛药物如2%利多卡因溶液、普鲁卡因溶液或利多卡因凝胶等于创面处，部分黏膜保护剂也具有缓解疼痛的作用，因此也可以使用。

5）抗感染治疗

对病变部位进行评估是否存在感染（包括细菌、真菌及病毒），如有需要应当进行局部或系统抗感染治疗。局部抗感染治疗可选择各种含抗感染成分的洗剂或漱口水，如制霉菌素片溶于碳酸氢钠溶液中进行漱口等。对于伴有疼痛症状的患者，在漱口水或洗剂中可加入利多卡因以缓解症状。

6）激光和其他光疗

推荐使用低水平激光治疗（LLLT）预防接受高剂量化疗预处理的造血干细胞移植患者的口腔黏膜炎，以及使用LLLT在接受口咽癌放射治疗而不伴随化疗的情况下预防口腔黏膜炎。有数据表明，肿瘤治疗时口腔黏膜炎在低剂量氦氖激光组中进展更缓慢，且疼痛更轻，阿片类镇痛药的使用率也明显降低。

7）其他

中药制剂如康复新液可一定程度缓解黏膜受累，可予以局部湿敷、漱口或含漱的方式进行给药。添加钠和氯化物等离子的鼻腔冲洗可以促进上皮细胞的完整性和功能。

（3）系统治疗

1）糖皮质激素

病情较重时，可适当予以系统激素治疗以更好地控制病情，系统给药前建议评估患者基础情况及平衡利弊后进行选择。出现 II 级黏膜损害，局部处理无明显好转时，可以短期内联合糖皮质激素[0.5~1 mg/（kg·d）]；出现 III/IV 级黏膜损害，糖皮质激素[1~2 mg/（kg·d）]仍是一线治疗方式，并注意保护胃黏膜。

2）镇痛药

应考虑采用个体化方法的疼痛管理。患者疼痛评分大于等于3级时，建议结合患者基础情况，可予以系统镇痛药物或抗焦虑药物，如吗啡、芬太尼、多塞平等。

3）抗感染治疗

当黏膜损伤较重，出现感染且伴系统症状时，建议予以系统抗生素、抗真菌药物或抗病毒进行治疗，具体药物及方案可根据患者创面微生物培养结果、药敏试验结果进行制定。

4）免疫抑制剂

对于部分病情严重的患者也可根据病变程度，必要时选择除激素外的免疫抑制剂进行治疗，如环孢素、MTX等，用药期间应密切监测药物相关不良反应。

5）天然制剂和中药

锌是某些组织修复过程所需的必需微量元素。锌还具有抗氧化作用。多项研究支持在接受放疗或放化疗的口腔癌患者中使用锌。一项研究表明，在治疗期间每天给予硫酸锌可减少口干症和疼痛。

已有多项研究显示现代中药复方制剂，包括双花百合片、口炎清颗粒和康复新液等，均在一定程度上降低胃肠道黏膜的严重程度和缓解疼痛。此外部分补中益气汤也可改善黏膜溃疡的发生，必要时可在中医师指导下进行用药。

MASCC/ISOO指南建议使用含有乳酸杆菌的益生菌制剂预防盆腔恶性肿瘤患者的化疗和放射诱发的腹泻。

6）胃肠道黏膜损伤处理

对于存在胃黏膜受累的患者，药物预防的目标为控制 PH 大于等于 4，可予以抑酸药质子泵抑制剂口服或静脉给药；此外也可使用抗酸药如铝碳酸镁片。另外黏膜保护剂如硫糖铝也可以使用。当患者出现恶心和呕吐症状，必要时可使用常规止吐药（即甲氧氯普胺、5-羟色胺5-HT3拮抗剂）治疗。腹泻的前期管理包括补水和饮食调整。

对于胃肠道黏膜损伤导致严重腹泻的患者，应暂停肿瘤治疗并给予系统性糖皮质激素[甲泼尼龙1~2 mg/（kg·

d)，静脉注射]，3~5天后若无效，可考虑改用英夫利昔单抗（单剂量 5 mg/kg）。

慢性放疗直肠炎伴出血的非药物治疗方法包括氩束凝血、电凝和高压氧治疗。

（4）营养支持治疗

放疗、化疗、分子靶向药物治疗或者免疫检查点抑制剂治疗可能导致唾液腺分泌减少及消化道黏膜受损等，良好的营养支持有助于抵抗局部感染，维持黏膜的完整性，对于增强黏膜组织修复和减轻现有黏膜炎的恶化至关重要。因此，除肿瘤患者本身的营养支持外，患者黏膜损伤导致的营养风险不容忽视。

医生、营养师及护士应对肿瘤患者实施动态营养风险筛查，给予患者及家属科学的营养教育，评估可能影响营养的问题，例如味觉障碍、食欲不振和张口及吞咽困难等，并酌情积极加强营养。早期营养干预可以降低严重口腔及胃肠道黏膜炎的发生率和程度。

a.应评估饮食要求，进食少渣、滑润的食物，避免食用不合适的食物（酸、烫、辛辣食物），应忌烟酒，以防止和减少对口腔黏膜的刺激。

b.应监测吞咽问题、营养不良和体重减轻，并为患者提供支持和建议。应评估食物黏稠度，对食物强化和摄入方法进行调整，并且注意患者教育和提供指导。当膳食摄入不充分时，应考虑使用口服营养补充剂。对于Ⅲ级及以上口腔黏膜炎患者，应请临床营养师协助制定个性化膳食，摄入流食或半流食，防止呛咳；如果口腔疼痛显著影响进食，累计超过7天以上无法进食或者是进食量小于60%者，需要采用肠外营养支持。

c.在抗癌治疗期间应为患者提供营养筛查和定期随访。常用的临床验证工具包括但不限于：营养不良通用筛查工具（MUST）、营养不良筛查工具（MST）、患者主观全面评估（PG-SGA）、营养风险筛查（NRS 2002）及微型营养评估（MNA）等。一旦发生黏膜损害，需要早期识别和营养干预。

d.营养干预的最佳应用途径是经口摄入。能进食的患者首选口服营养。如果无法口服，主要的营养干预措施为肠内营养和肠外静脉营养。静脉营养的并发症较多，推荐给予鼻胃管喂养或胃造口喂养等肠内营养。

四、肿瘤相关皮肤附属器损害的处理

皮肤附属器指的是毛发、甲、外泌汗腺和顶泌汗腺，除了皮肤和黏膜之外，肿瘤治疗同样可引起皮肤附属器的损害及改变。例如传统的放、化疗不仅可引起急性的,还可以引起亚急性期及慢性的皮肤及附属器损害如脱发、色素沉着等。近年来,分子靶向治疗和免疫治疗提高了肿瘤治疗的效果,但皮肤附属器的损伤也是其不良反应发生谱中常见的内容。皮肤附属器的损害直接影响患者外观,形成心理压力,降低生活质量,并可能进一步减低治疗依从性。

（一）分子靶向药物导致的皮肤附属器损害

分子靶向抗肿瘤药物主要包含表皮生长因子受体抑制剂（EGFRIs）、酪氨酸激酶抑制剂、免疫检查点抑制剂及BRAF抑制剂等。分子靶向抗肿瘤药物主要累及的皮肤附属器有毛囊、毛发及甲。

1.抗表皮生长因子受体（EGFR）单抗导致皮肤附属器损害的处理

在皮肤组织中,EGFR通路调控表皮正常的生长分化过程,促进伤口愈合,与免疫稳态和屏障功能的维持密切相关。国内外研究均显示,约大于80%的患者使用抗EGFR单抗后会出现特征性的皮肤不良反应,在皮肤附属器的损害主要表现为痤疮样的丘疹脓疱型皮疹、甲沟炎、毛发异常。

EGFR引起的丘疹脓疱型皮疹，根据症状轻重以及对患者心理、生活的影响，可选择局部外用治疗，或加以口服抗生素治疗。当皮疹中存在脓疱时，首选外用抗生素类药膏，如克林霉素、红霉素、夫西地酸或复方多粘菌素等，当皮疹未见明显脓疱且仅有红斑丘疹时，可首选糖皮质激素类及钙调磷酸酶抑制剂类药物。面部首选钙调磷酸酶抑制剂类，如1%吡美莫司乳膏和0.03%~0.1%他克莫司软膏；躯干四肢首选糖皮质激素类，根据严重程度，可从弱效激素递增到中效甚至强效激素类。口服抗生素首选四环素类，如米诺环素或多西环素。四环素类抗生素具有非特异性抗炎作用，包括降低基质金属蛋白酶活性、抑制白细胞趋化和减少促炎细胞因子产生等。米诺环素100 mg/d；或多西环素每天2次，每次100 mg，疗程4~6周。由于Meta分析显示，抗EGFR单抗治疗后出现丘疹脓疱型皮疹的结直肠癌患者较不出现皮疹者生存期更长，缓解率更高，可能提示丘疹脓疱型皮疹是抗EGFR单抗治疗结直肠癌疗效较好的临床指标。因而，目前认为只有丘疹/脓疱累及范围大于30%BSA且伴中到重度症状才需要停药。

EGFR引起的甲沟炎预防重于治疗。在用药之初便宣教正确的手足皮肤及指甲护理方法，具体包括：①避免穿着过紧的鞋袜，减少甲缘的磨损和创伤，避免可能造成手足损伤的工作或运动；②每日清洁后涂抹保湿霜，避免皮肤干燥开裂的出现，减少继发感染；③正确修剪指趾甲，尽量保证甲缘圆钝，避免过短过尖造成嵌甲。如若出现甲沟炎，可根据病原学检查的结果选择外用药：如考虑细菌感染可选择夫西地酸乳膏、克林霉素凝胶和莫匹罗星软膏，如考虑真菌感染可选择抗真菌药物如酮康唑乳膏和特比萘芬乳膏等。对于无法判断或不具备检测条件的情况，可选择对细菌及真菌感染均有效的外用药，如氯碘羟喹软膏。必要时可联合口服或静脉使用抗生素，如头孢一代或四环素类药物。严重或反复发生的甲沟炎可能需要外科手术干预。若指甲周围长出类似化脓性肉芽肿的组织，可用电灼或外用硝酸银消除过多的肉芽组织。近期有研究发现β受体阻滞剂可作为非侵入性措施治疗甲周化脓性肉芽肿。

2.酪氨酸激酶抑制剂（TKIs）导致皮肤附属器损害的处理

第一代 TKIs 如伊马替尼相关的皮肤附属器损害可有脱发、痤疮样皮疹以及多汗症。与伊马替尼相关的色素沉着发生率较高，这种与用药相关的色素沉着不仅发生在皮肤上，还可出现于腭黏膜、指甲、牙齿、头发和牙龈等处。第二代 TKIs 尼罗替尼和达沙替尼以及第三代 TKIs 帕纳替尼主要的皮肤附属器改变主要为毛周角化过度。同时，第二代 TKIs 还可导致炎症性非瘢痕性/瘢痕性脱发，伴眉毛受累和体毛脱落。

由于色素沉着不影响疾病的治疗，且随着治疗结束而结束，由于外用脱色剂及光电效果欠佳，故可不予处理或使用增白剂、遮色霜。针对毛囊性丘疹。毛周角化过度及非瘢痕性脱发的有效治疗药物主要包括糖皮质激素、角质剥脱剂（如视黄酸）、抗组胺药等，必要时可口服视黄酸，若瘙痒严重且治疗无效则应减少 TKIs 的剂量或暂时停药。局部多汗症多不影响生活和治疗，若严重影响生活，可局部采取注射肉毒杆菌等方式。

3.其他分子靶向抗肿瘤药物治疗导致的皮肤附属器损害的处理

mTOR 抑制剂包括雷帕霉素及其衍生物，如西罗莫司、依维莫司、坦西罗莫司等。其相关的皮肤附属器损害常见有甲病变（甲剥离、远端甲裂）、脱发、面部多毛等。Hedgehog 信号在许多恶性肿瘤中异常激活，

Hedgehog 信号通路抑制剂最常见的不良反应是脱发。脱发见于 10%~14% 的患者，病理改变提示毛囊异常角质化，毛囊中没有正常的毛干。这种脱发一般是可逆的，但严重影响患者的生活质量，尤其是女性患者。外用米诺地尔可改善脱发症状，但尚无任何药物可预防因 Hedgehog 信号通路抑制剂所致的脱发。维莫非尼、达拉非尼为针对突变型 BRAF 的靶向药物，其治疗后皮肤附属器改变有脱发、斑秃、甲沟炎等，均可按前述分子靶向抗肿瘤药物所致脱发及甲沟炎治疗原则进行处理。

整体说来，分子靶向治疗对皮肤附属器的影响并不严重，多数并不影响免疫治疗本身。临床上根据附属器累及的体表面积及影响，将附属器不良反应进行分级处理。轻中度（1~2 级）不良反应按上述原则对症处理即可，无需停止治疗；重度（3~4 级）不良反应需停止治疗，必要时甚至口服糖皮质激素治疗。皮肤科医生需要掌握相关药物的皮肤不良反应，这样有助于做出准确的临床诊断并制定合理完善的治疗方案，避免患者发生不必要的免疫治疗中断，延长患者总体生存期，提高患者的生活质量。

（二）免疫检查点抑制剂导致皮肤附属器损害的处理

PD-1 和 PD-L1 抑制剂治疗黑色素瘤的过程中可出现色素减退样皮损即白癜风样皮疹，白癜风通常发生于免疫治疗黑色素瘤开始数月之后，一般与药物剂量无关，皮损呈躯干、四肢双侧对称分布的白斑，除累及皮肤外，还会累及附属器，出现毛发（头发、睫毛、眉毛）的脱色，研究表明白癜风样皮损的出现与黑色素瘤抗肿瘤治疗的预后呈正相关。因为皮肤色素的脱失主要影响外观，所以嘱患者做好日光防护的同时维持免疫治疗，色素脱失斑可外用糖皮质激素或钙调磷酸酶抑制剂治疗或联合光疗阻止色素进一步脱失，并帮助皮肤的复色。免疫检查点抑制剂的使用还可以引起脱发和指甲改变，由于药物引起的脱发多为非瘢痕性脱发，可外用米诺地尔溶液改善局部循环从而促进毛发生长。指甲改变一般不需要治疗。

（三）放化疗导致皮肤附属器损害的处理

放疗引起的皮肤损害表现为急性、亚急性或慢性的过程，早期会出现毛发脱落，后期可能造成永久脱发、少汗、无汗、皮肤温度异常等。而全身和局部应用化疗药物会导致皮肤、黏膜、头发和指/趾甲的多种病变，皮肤附属器的改变主要是不同程度的头发脱落、色素沉着、毛发变色、指/趾甲变色或脱离。轻度脱发只有少量头发脱落，比较重的脱发指头发全部脱落，停止化疗一定时间后，头发重新长出；中度脱发则介于上述两种之间；大部分停止化疗后头发可重新长出，有时停止化疗以后也不能重新长出，这种情况在化疗过程中极少见到。为了预防脱发，有人在注射化疗药物同时给病人头戴冰帽，使头皮冷却，局部血管收缩，以减少药物到达毛囊而减轻脱发。但效果并不很明显。故部分患者选择在化疗前剃头或戴帽子以减少对外观的影响。色素改变可以在皮肤，也可以在指甲及牙龈、黏膜等。色素变化通常可随停药而缓解，但也可长期存在。化疗药物引发甲板色素沉着、颜色改变、横向凹槽（Beau线）、甲床剥离症及甲沟炎均有报道。Beau线的出现反映了甲基质中有丝分裂活性的减少或停止。Beau线随甲生长向远端移动，指甲每天增长约0.1 mm，根据Beau线或颜色变化距离可推断化疗药物应用时间。色素沉着及指甲改变一般不需要治疗。甲沟炎可根据严重程度参考EGFR引起的甲沟炎的预防及处理。

五、手术及局部治疗相关皮肤损害的处理

皮肤、黏膜损害是肿瘤治疗过程中常见的并发症之一，不仅会降低患者的生活质量，严重时还会影响肿瘤治疗方案的实施。

（一）手术相关皮肤、黏膜损害的处理

肿瘤手术引起的皮肤、黏膜损害多见于皮肤肿瘤及其他经皮肿瘤切除手术对皮肤、黏膜的直接作用。

1.伤口愈合不良

是外科手术后常见的并发症，感染、切口血肿、脂肪液化、缝线反应、术式选择、血供及高龄、贫血、营养不良、糖尿病等是引起术后伤口愈合不良的高危因素。其中恶性肿瘤患者恶病质可使伤口愈合受限。围手术期准确评估、有效纠正、术中动作轻柔、改良术式，术后对症处理，辅以高能红光、半导体激光等技术局部治疗，可促进伤口愈合。对于术后伤口较大且愈合不良患者，应用数字评分法（NRS）评估伤口疼痛状况，NRS评分大于3分，适当给予药物止痛，NRS评分0~3分，可指导患者转移注意力、放松心情以缓解疼痛。同时用NRS评估患者营养状况，根据评分制定营养护理计划。

2.皮肤软组织感染

感染是导致术后伤口愈合不良的最主要原因。一旦出现感染症状，应及时进行全身状况和局部伤口评估。伤口感染的处理包括：及时拆除缝线、清洗伤口、清除坏死组织、切开引流、根据分泌物细菌培养和药敏结果给予抗菌药物。若发现新生肉芽组织后，使用油纱或者碘伏纱布进行局部加压包扎，小面积皮损可选择自行换药恢复创面，大面积皮损可选择皮瓣或皮片移植修复术等治疗。同时给予生活指导：保持良好的生活习惯，注意个人卫生，避免抽烟、食辛辣刺激性食物，加强营养。保持皮肤的清洁与干燥，避免过紧衣裤，手术部位在上肢时避免拿重物，在下肢时可适当抬高患肢，促进血液循环，利于康复。

3.出血、皮下血肿

出血常见原因为手术过程中止血不完善、结扎线的脱落及凝血障碍等。因此，术前应对患者的凝血功能进行检测，术后加压包扎伤口或者使用止血药物，及时观察有无出血、出血量多少等情况。皮下血肿的处理主要在于预防，可在术中放置引流条或负压引流管，加压包扎伤口。如伤口下有少量血块，换药时加压包扎让其自行吸收；如血块较多时，负压引流不出，可清除血块、换药缝合、再次加压包扎。

4.瘢痕

任何手术都有可能遗留瘢痕，轻重跟个人的体质、手术切口的选择以及术后的处理有一定关系。部分患者手术去除的皮肤过多时，局部张力增强，导致皮肤瘢痕增宽、增生明显，可嘱患者术后使用医用免缝胶带3~6月，减少剧烈活动，以减轻皮肤的张力。同时使用抗瘢痕药物，预防或淡化瘢痕。

5.皮肤转移/种植

肿瘤手术切口部位转移/植入罕见，据报道总体发病率小于5%。可发生在任何肿瘤手术之后，一般情况下被认为是皮肤转移，若及时发现仍可有较好的疗效。大多数皮肤种植转移/植入发生在肿瘤手术切口及穿刺活检部位，表现为多发性皮肤结节、溃疡。肿瘤发生皮肤转移通常提示预后不良，尽早区分肿瘤经自然途径转移至皮肤与手术引起皮肤种植性转移，争取更早地治疗。临床中严格掌握有创检查适应证，改进穿刺技术，更仔细消毒擦拭穿刺部位，使用切口保护膜可有效保护切口，减少种植转移的机会。

（二）局部非手术治疗相关皮肤、黏膜损害的处理

1.肿瘤热疗相关皮肤、黏膜损害

热疗后常见的皮肤、黏膜损害：

（1）皮肤刺痛：疼痛剧烈时须立即中止治疗，定时预防性喷洒冷水降温，避免局部高温导致皮肤热损伤。采取措施缓解后可根据情况选择继续治疗，必要时停止治疗。

（2）皮肤发红：可行冰牛奶或生理盐水冷敷等对症处理。

（3）皮肤烧伤：局部和区域热疗不良反应多数表现为轻度烧伤，如红斑、水疱。全身热疗则主要表现为皮肤低热烧伤，与热疗温度和热作用时间相关。此类烧伤有以下特点：①好发于偏瘫、麻醉、糖尿病、局部皮肤感觉减退、老人及儿童患者；②致伤温度相对较低但作用时间长；③创面深，大多为Ⅲ度，且较难愈合；④Ⅲ度烧伤创面有水疱易误认为Ⅱ度烧伤。热疗导致的皮肤热损伤按照烧伤处理原则给予及时对症处理。出现水疱时用75%酒精消毒创面及周围皮肤后，在严格的无菌操作下用注射器抽尽水疱内的渗出液，然后用生理盐水或洗必泰外清洁创面，外涂烫伤药膏，保持创面干燥，避

免感染。烧伤若发生在肢体远端，尤其是双足背以局部肿胀为主要表现，应适当抬高患肢以利于静脉回流，促进局部消肿，并注意保持肢体的功能位。若出现局部持续肿胀、发热、疼痛、渗液增多或有脓性分泌物，应及时留取分泌物做细菌、真菌培养联合药敏实验，根据药敏结果选用有效的抗菌药物。同时注意饮食调理，摄入高蛋白、高热量、富含维生素饮食，增加机体的抵抗力以利于组织的修复。

（4）皮下脂肪硬结：是由于皮下脂肪过热引起，发生率约10%，皮下脂肪厚度大于2 cm时发生率增加，应向患者事先说明，治疗以对症处理为主。

2.化学消融（介入）治疗相关皮肤、黏膜损害

本节主要介绍血管介入治疗包括经导管动脉灌注化疗和经导管动脉化疗栓塞损伤的处理。

（1）经动脉灌注化疗（TAI）：通过导管直接向肿瘤血供动脉中输注化疗药物，增加肿瘤局部药物浓度，达到杀灭肿瘤的目的并降低全身毒副反应的发生。由于持续性局部灌注较大剂量的化疗药物，可发生一系列不良反应，在皮肤主要表现为口腔黏膜炎及静脉血栓形成（多见于左下肢）。口腔黏膜炎给予康复新液漱口、他克

莫司软膏外涂等对症处理即可。入院后根据Caprini风险评估模型进行血栓风险评估，0~1分为低危，2分为中危，3~4分为高危，大于等于5分为高危。围手术期进行预防性抗凝治疗，术后沙袋压迫6~8 h、制动24 h后下床活动、使用加压弹力袜，酌情使用利伐沙班片、那屈肝素钙注射液等可有效预防血栓形成。如出现静脉血栓，积极血管外科介入治疗。

（2）动脉栓塞（TAE）、动脉化疗栓塞（TACE）：是不可切除晚期肿瘤常见的治疗选择，可单独应用，也可联合静脉化疗、靶向药物等。皮肤不良反应的处理同经动脉灌注化疗。同时，优质的心理、体位、用药、疼痛护理可有效减少并发症的发生。

3.局部注射相关皮肤、黏膜损害

局部注射后常见的皮肤、黏膜损害有：注射部位疼痛、肿胀、皮下血肿、溃疡、坏死等。

（1）注射部位肿胀、疼痛：最常见，可予25%硫酸镁湿敷或外用多磺酸黏多糖乳膏。

（2）皮下血肿：多见于注射部位过深，导致肿瘤组织下血管破裂。应注意选择合适的注射器针头，合理把握注射的深度、角度、边退针边按压。小血肿可局部按压30 min，局部冰敷后可自行吸收，大血肿形成后可用注射器抽吸或皮下血肿切开清除后无菌敷料加压包扎。

（3）溃疡、坏死：多见于药物刺激性、注射部位反复穿刺及感染所致。应注意注射部位应从不同角度注射，避免一个点反复穿刺，注意无菌技术，避免瘤体破裂，及时观察患者用药后局部的反应，避免感染。

4.光动力治疗相关皮肤、黏膜损害

光动力治疗（PDT）采用光敏药物、激光活化方式治疗，光敏药物可选择性被肿瘤组织吸收蓄积，转化为光敏剂，经特定波长光照射后发生的一系列光化学反应，产生活性氧，从而导致肿瘤组织的坏死或凋亡。目前光动力治疗主要应用于皮肤肿瘤治疗，也应用于肺癌及神经、消化、泌尿系统肿瘤等的治疗。

光动力治疗相关皮肤、黏膜损害：

（1）局部反应：病灶及邻近组织可能出现：疼痛、烧灼感、红肿、糜烂、出血、溃疡、红斑、色素沉着等。

a.红斑：光动力照射区域可能会有淡红斑，一般数日后自然消退。

b.脱皮：部分人治疗后局部皮肤出现褐色细薄痂

皮，一周左右可自然脱落。

（2）疼痛：PDT相关疼痛处理原则：用于控制 PDT 疼痛的方法主要有局部降温、表面麻醉、注射麻醉、吸入性麻醉等。目前常用的局部降温法包括冷风镇痛设备及水喷雾，但可能降低临床疗效；注射麻醉包括局部浸润麻醉、肿胀麻醉和神经阻滞，是目前证明最有效的 PDT 疼痛控制方案，尤其是神经阻滞，疼痛控制明显，但该方法具有引发血肿甚至直接损伤神经的潜在风险。

（3）感染：感染的风险很小，可能由于 PDT 固有的抗菌活性引起。可表现为蜂窝织炎（主要由金黄色葡萄球菌引起），完善组织培养联合药敏实验的同时，可预防性给予青霉素类抗菌药物治疗。单纯疱疹感染罕见，此时不建议预防性抗病毒治疗。

（4）瘢痕：PDT 治疗出现瘢痕的概率小于1%，瘢痕的治疗包括化学剥脱、外科手术、激光等。

（5）色素沉着：由于 PDT 治疗可导致治疗区域炎症反应发生，在 IV～VI 皮肤型患者炎症后色素沉着的发生率相对较高，通常随着时间推移会自然消退。

（6）黏膜损伤：多见于呼吸道、消化道肿瘤在内镜下进行的光动力治疗，主要由光束灼烧黏膜所致。布地奈德喷雾剂和康复新液可有效促进黏膜修复。

（7）光毒性：是PDT治疗的常见副作用，主要表现为红斑、水肿及荨麻疹。红斑在照射后约1~2 h达到峰值，通常在1~2周内消退。偶尔红斑可持续3个月以上。荨麻疹可预防性使用抗组胺药物。

5.冷冻消融治疗相关皮肤、黏膜损害的处理

冷冻消融是借助低温冷冻使细胞构成冰晶，细胞膜发生破裂，最终组织出现坏死。近年来主要是应用氩氦刀冷冻消融术。其皮肤不良反应主要是穿刺部位皮下出血和感染，处理同前。在冷冻时，采用50℃温盐水对穿刺点皮肤进行持续湿化可有效防止周围皮肤冻伤。

参考文献

1. 赵辨.中国临床皮肤病学.南京：江苏凤凰科学技术出版社，2017：6-27.

2. 张学军，郑捷.皮肤性病学.北京：人民卫生出版社，2018：6-18.

3. 张建中，高兴华.皮肤性病学.北京：人民卫生出版社，2015：4.

4. 肖春英，王刚.朗格汉斯细胞在银屑病中的作用研究进展.中华皮肤科杂志，2022，55（09）：830-834.

5. Oss-Ronen L，Cohen I. Epigenetic regulation and signalling pathways in Merkel cell development. Exp Dermatol. 2021，30（8）：1051-1064.

6. Harris-Tryon TA，Grice EA. Microbiota and maintenance of skin barrier function. Science. 2022，376（6596）：940-945.

7. Şenel S. An Overview of Physical，Microbiological and Immune Barriers of Oral Mucosa. Int J Mol Sci. 2021，22（15）：7821.

8. Waasdorp M，Krom BP，Bikker FJ，et al . The Bigger Picture：Why Oral Mucosa Heals Better Than Skin. Bio-

molecules. 2021，11（8）：1165.

9. Zimmerman A，Bai L，Ginty DD. The gentle touch receptors of mammalian skin. Science. 2014，346（6212）：950-954.

10. Nguyen AV，Soulika AM. The Dynamics of the Skin's Immune System. Int J Mol Sci. 2019，20（8）：1811.

11. Nataren N，Yamada M，Prow T. Molecular Skin Cancer Diagnosis：Promise and Limitations. J Mol Diagn. 2023，25（1）：17-35.

12. Schrom KP，Kim I，Baron ED. The Immune System and Pathogenesis of Melanoma and Non-melanoma Skin Cancer. Adv Exp Med Biol. 2020，1268：211-226.

13. Wheless L，Jacks S，Mooneyham Potter KA，et al. Skin cancer in organ transplant recipients：more than the immune system. J Am Acad Dermatol. 2014，71（2）：359-365.

14. de Nardi AB，Dos Santos Horta R，Fonseca-Alves CE，et al. Diagnosis，Prognosis and Treatment of Canine Cutaneous and Subcutaneous Mast Cell Tumors. Cells. 2022，11（4）：618.

15. Teixido C， Castillo P， Martinez-Vila C， et al. Molecular Markers and Targets in Melanoma. Cells. 2021， 10（9）：2320.

16. 王佳荣，李东霞，刘玉磊等.皮肤基底细胞癌的临床病理特征及其诊断.实用癌症杂志. 2022，437（4）：687-690.

17. Elgash M， Dlova N， Ogunleye T， et al. Seborrheic Dermatitis in Skin of Color： Clinical Considerations. J Drugs Dermatol. 2019， 18（1）：24-27.

18. Ko E， Panchal N. Pigmented Lesions. Dermatol Clin. 2020， 38（4）：485-494.

19. Combalia A， Carrera C. Squamous Cell Carcinoma：An Update on Diagnosis and Treatment. Dermatol Pract Concept. 2020， 10（3）：e2020066.

20. Liu-Smith F， Jia J， Zheng Y. UV-Induced Molecular Signaling Differences in Melanoma and Non-melanoma Skin Cancer. Adv Exp Med Biol. 2017， 996：27-40.

21. Hatakeyama M， Fukunaga A， Washio K， et al. Anti-inflammatory role of langerhans cells and apoptotic keratinocytes in ultraviolet-B-induced cutaneous inflamma-

tion. J Immunol. 2017，199（8）：2937–2947.

22. Owen CE. Cutaneous manifestations of lung cancer. Semin Oncol. 2016，43（3）：366–369.

23. Al-Khazraji A. Cutaneous manifestations of hepatocellular cancer（HCC）. Expert Rev Gastroenterol Hepatol. 2016，10（10）：1075–1077.

24. Subbiah V，West HJ. Jaundice（Hyperbilirubinemia）in Cancer. JAMA Oncol. 2016，2（8）：1103.

25. Bassari R，Koea JB. Jaundice associated pruritis：a review of pathophysiology and treatment. World J Gastroenterol. 2015，21（5）：1404–13

26. Ghanem S，Gonsky J. Recurrent anemia in a patient with chronic lymphocytic leukemia. Cleve Clin J Med. 2022，89（2）：91–98.

27. Kwaan HC，Huyck T. Thromboembolic and bleeding complications in acute leukemia. Expert Rev Hematol. 2010，3（6）：719–30.

28. Strong Rodrigues K，Oliveira-Ribeiro C，de Abreu Fiuza Gomes S，et al. Cutaneous Graft-Versus-Host Disease：Diagnosis and Treatment. Am J Clin Dermatol.

2018，19（1）：33-50.

29.Borrelli MR，Shen AH，Lee GK，et al. Radiation-Induced Skin Fibrosis：Pathogenesis，Current Treatment Options，and Emerging Therapeutics. Ann Plast Surg. 2019，83（4S Suppl 1）：S59-S64.

30.Weiss RB，Baker JR Jr. Hypersensitivity reactions from antineoplastic agents. Cancer Metastasis Rev. 1987，6（3）：413-32.

31.Dispenza MC. Classification of hypersensitivity reactions. Allergy Asthma Proc. 2019，40（6）：470-473.

32.Anderson HJ，Lee JB. A Review of Fixed Drug Eruption with a Special Focus on Generalized Bullous Fixed Drug Eruption. Medicina（Kaunas）. 2021，57（9）：925.

33.Ozkaya E. Fixed drug eruption：state of the art. J Dtsch Dermatol Ges. 2008，6（3）：181-8. English，German.

34.Uetrecht J. Current trends in drug-induced autoimmunity. Autoimmun Rev. 2005，4（5）：309-14.

35.Gait RC，Affleck AG，Leach IH，et al. Perinuclear antineutrophilic cytoplasmic antibody-positive polyarteritis nodosa secondary to minocycline treatment for acne vulgaris. J Am Acad Dermatol. 2008, 58 (5 Suppl 1): S123-4.

36. Muntyanu A, Netchiporouk E, Gerstein W, et al. Cutaneous Immune-Related Adverse Events (irAEs) to Immune Checkpoint Inhibitors: A Dermatology Perspective on Management. J Cutan Med Surg. 2021, 25 (1): 59-76.

37. Pfützner W (2018) Cutaneous drug reactions. In: Plewig G et al. Braun-Falco`s Dermatology, Venerology and Allergology. Springer Reference Medicine, Springer Publishing House S 617.

38. Thai KJ et al (2020) Treatment of Cabozantinib-Related Palmar-Plantar Erythrodysesthesia With Topical Sildenafil, Diclofenac, and Gabapentin Cream: A Case Report. JCO Oncol Pract 16: 135-136.

39. Martorell-Calatayud A, Sanmartín O, Botella-Estrada R, et al. Chemotherapy- related bilateral dermatitis associated with eccrine squamous syringometaplasia: reappraisal of epidemiological, clinical, and pathological

features. J Am Acad Dermatol. 2011, 64（6）: 1092-103.

40. Management of Palmar Plantar Erythrodysesthesia — Oncolink. Accessed 2016.

41. Huynh Dagher S, Blom A, Chabanol H, et al. Cutaneous toxicities from targeted therapies used in oncology: Literature review of clinical presentation and management. Int J Womens Dermatol. 2021, 7（5Part A）: 615-624.

42. Geisler AN, Phillips GS, Barrios DM, et al. Immune checkpoint inhibitor-related dermatologic adverse events. J Am Acad Dermatol. 2020, 83（5）: 1255-1268.

43. Naidoo J, Page DB, Li BT, et al. Toxicities of the anti-PD-1 and anti-PD-L1 immune checkpoint antibodies. Ann Oncol. 2015, 26（12）: 2375-2391.

44. Ardern-Jones MR, Friedmann PS. Skin manifestations of drug allergy. Br J Clin Pharmacol. 2011, 71（5）: 672-683.

45. Ramos-Casals M, Brahmer JR, Callahan MK, et al.

Immune-related adverse events of checkpoint inhibitors. Nat Rev Dis Primers. 2020, 6（1）：38

46. Sibaud，V.，Dermatologic Reactions to Immune Checkpoint Inhibitors：Skin Toxicities and Immunotherapy. Am J Clin Dermatol，2018. 19（3）：345-361.

47. Rapoport，B.L.，et al.，Supportive care for patients undergoing immunotherapy. Support Care Cancer，2017. 25（10）：3017-3030.

48. Naidoo，J.，et al.，Toxicities of the anti-PD-1 and anti-PD-L1 immune checkpoint antibodies. Ann Oncol，2015. 26（12）：2375-2391.

49. Weber，J.S.，et al.，Safety Profile of Nivolumab Monotherapy：A Pooled Analysis of Patients With Advanced Melanoma. J Clin Oncol，2017. 35（7）：785-792.

50. Ensslin，C.J.，et al.，Pruritus in patients treated with targeted cancer therapies：systematic review and metaanalysis. J Am Acad Dermatol，2013. 69（5）：708-720.

51. Belum，V.R.，et al.，Characterisation and management of dermatologic adverse events to agents targeting the

PD-1 receptor. Eur J Cancer, 2016. 60: 12-25.

52. Freeman-Keller, M., et al., Nivolumab in Resected and Unresectable Metastatic Melanoma: Characteristics of Immune-Related Adverse Events and Association with Outcomes. Clin Cancer Res, 2016. 22 (4): 886-894.

53. Quach, H.T., et al., Association of Anti-Programmed Cell Death 1 Cutaneous Toxic Effects With Outcomes in Patients With Advanced Melanoma. JAMA Oncol, 2019. 5 (6): 906-908.

54. Hassel, J.C., et al., Combined immune checkpoint blockade (anti-PD-1/anti-CTLA-4): Evaluation and management of adverse drug reactions. Cancer Treat Rev, 2017. 57: 36-49.

55. Alniemi, D.T., et al., Ipilimumab-associated halo-like inflammatory reactions around nevi during therapy for metastatic melanoma. Dermatol Online J, 2018. 24 (7).

56. Min Lee, C.K., et al., Characterization of dermatitis after PD-1/PD-L1 inhibitor therapy and association with multiple oncologic outcomes: A retrospective case-con-

trol study. J Am Acad Dermatol, 2018. 79 (6): 1047–1052.

57. Bakker, C.V., et al., Bullous pemphigoid as pruritus in the elderly: a common presentation. JAMA Dermatol, 2013. 149 (8): 950–953.

58. Tetzlaff, M.T., et al., Granulomatous/sarcoid-like lesions associated with checkpoint inhibitors: a marker of therapy response in a subset of melanoma patients. J Immunother Cancer, 2018. 6 (1): 14.

59. Pintova, S., et al., Sweet's syndrome in a patient with metastatic melanoma after ipilimumab therapy. Melanoma Res, 2013. 23 (6): 498–501.

60. Hofmann, L., et al., Cutaneous, gastrointestinal, hepatic, endocrine, and renal side-effects of anti-PD-1 therapy. Eur J Cancer, 2016. 60: 190–209.

61. Curry, J.L., et al., Diverse types of dermatologic toxicities from immune checkpoint blockade therapy. J Cutan Pathol, 2017. 44 (2): 158–176.

62. Brahmer, J.R., et al., Management of Immune-Related Adverse Events in Patients Treated With Immune

Checkpoint Inhibitor Therapy: American Society of Clinical Oncology Clinical Practice Guideline. J Clin Oncol, 2018. 36 (17): 1714-1768.

63. Voskens, C.J., et al., The price of tumor control: an analysis of rare side effects of anti-CTLA-4 therapy in metastatic melanoma from the ipilimumab network. PLoS One, 2013. 8 (1): e53745.

64. Mirza, S., et al., Checkpoint inhibitor-associated drug reaction with eosinophilia and systemic symptom syndrome. Melanoma Res, 2017. 27 (3): 271-273.

65. Ai, L., et al., Nivolumab-associated DRESS in a genetic susceptible individual. J Immunother Cancer, 2021. 9 (10).

66. Saw, S., H.Y. Lee, and Q.S. Ng, Pembrolizumab-induced Stevens-Johnson syndrome in non-melanoma patients. Eur J Cancer, 2017. 81: 237-239.

67. Haratake, N., et al., Stevens-Johnson Syndrome Induced by Pembrolizumab in a Lung Cancer Patient. J Thorac Oncol, 2018. 13 (11): 1798-1799.

68. Chirasuthat, P. and P. Chayavichitsilp, Atezolizumab-

Induced Stevens-Johnson Syndrome in a Patient with Non-Small Cell Lung Carcinoma. Case Rep Dermatol, 2018. 10（2）：198-202.

69.Dika, E., et al., Cutaneous adverse effects during ipilimumab treatment for metastatic melanoma: a prospective study. Eur J Dermatol, 2017. 27（3）：266-270.

70.Chen, C.B., et al., Severe cutaneous adverse reactions induced by targeted anticancer therapies and immunotherapies. Cancer Manag Res, 2018. 10：1259-1273.

71. Mutgi, K.A., et al., Pityriasis lichenoides chronica-like drug eruption developing during pembrolizumab treatment for metastatic melanoma. JAAD Case Rep, 2016. 2（4）：343-345.

72. Kang, A., M. Yuen, and D.J. Lee, Nivolumab-induced systemic vasculitis. JAAD Case Rep, 2018. 4（6）：606-608.

73.Le Burel, S., et al., Prevalence of immune-related systemic adverse events in patients treated with anti-Programmed cell Death 1/anti-Programmed cell Death-Ligand 1 agents: A single-centre pharmacovigilance database analysis. Eur J Cancer, 2017. 82: 34-44.

74. Lacouture, M. and V. Sibaud, Toxic Side Effects of Targeted Therapies and Immunotherapies Affecting the Skin, Oral Mucosa, Hair, and Nails. Am J Clin Dermatol, 2018. 19 (Suppl 1): 31-39.

75. Rivera, N., et al., Hair Repigmentation During Immunotherapy Treatment With an Anti-Programmed Cell Death 1 and Anti-Programmed Cell Death Ligand 1 Agent for Lung Cancer. JAMA Dermatol, 2017. 153 (11): 1162-1165.

76. Larkin, J., et al., Combined Nivolumab and Ipilimumab or Monotherapy in Untreated Melanoma. N Engl J Med, 2015. 373 (1): 23-34.

77. Shi VJ, Levy LL, Choi JN. Cutaneous manifestations of nontargeted and targeted chemotherapies. Semin Oncol 2016: 43 (3): 419-425.

78. Bolognia JL, Cooper DL, Glusac EJ. Toxic erythema of chemotherapy: a useful clinical term. J Am Acad Dermatol 2008: 59 (3): 524-529.

79. Belum VR, Serna-Tamayo C, Wu S, et al. Incidence

and risk of hand-foot skin reaction with cabozantinib, a novel multikinase inhibitor: a meta-analysis. Clin Exp Dermatol 2016: 41（1）: 8-15.

80.Herms F, Franck N, Kramkimel N, et al. Neutrophilic eccrine hidradenitis in two patients treated with BRAF inhibitors: a new cutaneous adverse event. Br J Dermatol 2017: 176（6）: 1645-1648.

81.Liuti F, Martı′n PA, Montenegro Damaso T, et al. Eccrine squamous syringometaplasia associated with dabrafenib therapy. J Am Acad Dermatol 2013: 69（5）: e273-274.

82. Abbas O, Bhawan J. Syringometaplasia: variants and underlying mechanisms. Int J Dermatol 2016: 55（2）: 142-148.

83.Santosa A, Liau MM, Tan KB, et al. Pemetrexed-induced eccrine squamous syringometaplasia manifesting as pseudocellulitis（in a patient with non-small cell lung cancer）. JAAD Case Rep 2017: 3（1）: 64-66.

84.Ng CY, Chen C-B, Wu M-Y, et al. Anticancer drugs induced severe adverse cutaneous drug reactions: an updated review on the risks associated with anti-cancer targeted therapy or immunotherapies.J Immunol Res 2018: 2018: 5376476.

85. Tahseen AI, Patel NB. Successful dabrafenib transition after vemurafenib- induced toxic epidermal necrolysis in a patient with metastatic melanoma. JAAD Case Rep 2018, 4（9）: 930-933.

86. Lerch M, Mainetti C, Terziroli Beretta-Piccoli B, et al. Current perspectives on stevens-johnson syndrome and toxic epidermal necrolysis. Clin Rev Allergy Immunol 2018: 54（1）: 147-176.

87. Silva D, Gomes A, Ms Lobo J, et al. Management of skin adverse reactions in oncology. J Oncol Pharm Pract 2020: 26（7）: 1703-1714.

88. Peuvrel L, Dre'no B. Dermatological toxicity associated with targeted therapies in cancer: optimal management. Am J Clin Dermatol 2014: 15（5）: 425-444.

89. Agirgol S, Çaytemel C, Pilanci KN. Dermatological side effects of targeted antineoplastic therapies: a prospective study. Cutan Ocul Toxicol 2020: 39（4）: 380-

384.

90. Owczarek W, Slowinska M, Lesiak A, et al. The inci-
dence and management of cutaneous adverse events of
the epidermal growth factor receptor inhibitors. Postepy
Dermatol Alergol 2017：34（5）：418-428.

91. Heidary N, Naik H, Burgin S. Chemotherapeutic agents
and the skin：an update. J Am Acad Dermatol 2008：58
（4）：545-570.

92. Dai J, Belum VR, Wu S, et al. Pigmentary changes in
patients treated with targeted anticancer agents：a sys-
tematic review and meta-analysis. J Am Acad Dermatol
2017：77（5）：902-910.

93. Di Tullio F, Mandel VD, Scotti R, et al. Imatinib-in-
duced diffuse hyperpigmentation of the oral mucosa, the
skin, and the nails in a patient affected by chronic my-
eloid leukemia：report of a case and review of the litera-
ture. Int J Dermatol 2018：57（7）：784-790.

94. De Golian E, Kwong BY, Swetter SM, et al. Cutaneous
complications of targeted melanoma therapy. Curr Treat
Options Oncol 2016：17（11）：57.

95.Cubero DIG, Abdalla BMZ, Schoueri J, et al. Cutaneous side effects of molecularly targeted therapies for the treatment of solid tumors. Drugs Context. 2018: 7: 212516.

96.Macdonald JB, Macdonald B, Golitz LE, et al. Cutaneous adverse effects of targeted therapies: part I: inhibitors of the cellular membrane. J Am Acad Dermatol 2015: 72 (2): 203-218.

97.Habre M, Salloum A, Habre SB, et al, Kourie HR. Skin adverse events in recently approved targeted therapies in solid malignancies. Future Oncol 2019: 15 (3): 331-343.

98.Song H, Zhong CS, Kieran MW, et al. Cutaneous reactions to targeted therapies in children with CNS tumors: a cross-sectional study. Pediatr Blood Cancer 2019: 66 (6): e27682.

99.Mir-Bonafé J, Saceda-Corralo D, Vañó-Galván S. Adverse Hair Reactions to New Targeted Therapies for Cancer. Actas Dermosifiliogr 2019: 110 (3): 182-192.

100.Donovan JC, Ghazarian DM, Shaw JC. Scarring alopecia associated with use of the epidermal growth factor receptor inhibitor gefitinib. Arch Dermatol 2008，144：1524-1525.

101.Hepper DM，Wu P，Anadkat MJ. Scarring alopecia associated with the epidermal growth factor receptor inhibitor erlotinib. J Am Acad Dermatol 2011，64：996-998.

102.蒋丽，肖奎，龙海. 表皮生长因子受体抑制剂相关的皮肤、黏膜不良反应及其防治. 中华预防医学杂志，2022，56（1）：87-94.

103.Piraccini BM，Alessandrini A. Drug-related nail disease. Clin Dermatol 2013：31（5）：618-626.

104.Robert C，Sibaud V，Mateus C，et al. Review nail toxicities induced by systemic anticancer treatments. Lancet Oncol 2015：16（4）：e181-189.

105.Nikolaou V，Voudouri D，Tsironis G，et al. Cutaneous toxicities of antineoplastic agents：data from a large cohort of Greek patients. Supportive Care Cancer. 2019：27（12）：4535-4542

106.Villa A，Sonis ST. Pharmacotherapy for the management of cancer regimen-related oral mucositis. Expert Opin Pharmacother 2016：17（13）：1801-1807.

107.Kwakman J J M， Elshot Y S， Punt C J A，et al. Management of cytotoxic chemotherapy-induced hand-foot syndrome. Oncology Reviews 2020：14（1）：442.

108. Roxana Silvia BUMBACEA，Selda ALI，Diyana Ognyanova OGNEVA，et al. Drug Provocation Testing in the Diagnosis of Symmetrical Drug-Related Intertriginous and Flexural Exanthema（SDRIFE）Induced by Clarithromycin. Maedica（Bucur）2021：16（2）：297-301.

109. Patel C，Jones E，Mudaliar V，et al. Chemotherapy Associated Neutrophilic Eccrine Hidradenitis，an Unusual Case with Eccrine Squamous Syringometaplasia. Cureus 2020：12（1）：e6635.

110. Wang CJ，Brownell I. BRAF Inhibitors for the Treatment of Papulopustular Eruptions from MAPK Pathway Inhibitors. Am J Clin Dermatol 2020：21（6）：759-764.

111.Anderson PM，Lalla RV. Glutamine for Amelioration of

Radiation and Chemotherapy Associated Mucositis during Cancer Therapy. Nutrients 2020：12（6）：1675.

112.Silva GB，Ciccolini K，Donati A，et al. Scalp cooling to prevent chemotherapy－induced alopecia. An Bras Dermato 2020：95（5）：631-637.

113.Souza KF，Andrade PFBC，Cassia FF，et al. Cyclosporine-induced childhood generalized hypertrichosis. An Bras Dermatol 2020：95（3）：402-403.

114.Trivedi M，Mehta RD，Kumar HS，et al. Nail Changes Caused by Chemotherapy among Cancer Patients： A Cross-Sectional Study of Northwest Rajasthan. Indian Dermatol Online J 2020：11（6）：953-958.

115.Kumar S，Bhattacharjee R，Kambhampati SBN，et al. Chemotherapy-induced reticulate pigmentation in three Indian patients including a case in the pediatric age group. Indian J Dermatol Venereol Leprol 2021：87（3）：386-388.

116.Azael FM，Jerry S，Shari G，et al.Hair disorders in patients with cancer.J Am Acad Dermatol 2019：80（5）：1179-1196.

117. Bottesi G，Stefanelli A，Ambroso G，et al. The relevance of assessing subjective experiences of skin toxicity during adjuvant radiotherapy for breast cancer. Front Oncol 2021：11：645921.

118. Tekiki N，Kuroda M，Ishizaka H，et al. New field-in-field with two reference points method for whole breast radiotherapy： dosimetric analysis and radiation-induced skin toxicities assessment. Mol Clin Oncol 2021：15（3）：193.

119. Rosenthal A，Israilevich R，Moy R. Management of acute radiation dermatitis： a review of the literature and proposal for treatment algorithm. J Am Acad Dermatol 2019：81（2）：558-567.

120. Chugh R，Bisht YS，Nautiyal V，Jindal R，et al. Factors influencing the severity of acute radiation-induced skin and mucosal toxicity in head and neck cancer. Cureus 2021：13（9）：e18147.

121. Hegedus F，Mathew LM，Schwartz RA. Radiation dermatitis： an overview. Int J Dermatol 2017：56（9）：909-914.

122. Bhangoo RS，Cheng TW，Petersen MM，et al. Radiation recall dermatitis：a review of the literature. Semin Oncol 2022：49（2）：152-159.

123. Löbelenz L，Schliep S，Wörl P，et al. Eosinophilic polymorphic and pruritic eruption associated with radiotherapy：case report and overview of disease characteristics. Clin Exp Dermatol 2019：44（5）：567-569.

124. 钱玥彤，刘薇，刘佳玮，等.乳腺癌放疗后硬斑病一例.中华皮肤科杂志，2018，51（02）：151-151.

125. Mahomed F，Rikhotso E，Altini M. Subcutaneous calcinosis as late sequela of radiotherapy to the neck. J Oral Maxillofac Surg 2011：69（6）：e123-127.

126. Atkinson TM，Ryan SJ，Bennett AV，et al. The association between clinician-based common terminology criteria for adverse events（CTCAE）and patient-reported outcomes（PRO）：a systematic review. Support Care Cancer 2016：24（8）：3669-3676.

127. Cox JD，Stetz J，Pajak TF. Toxicity criteria of the Radiation Therapy Oncology Group（RTOG）and the European Organization for Research and Treatment of Can-

cer（EORTC）. Int J Radiat Oncol Biol Phys 1995：31
（5）：1341-1346.

128. Miller AB, Hoogstraten B, Staquet M, et al. Report-
ing results of cancer treatment. Cancer 1981：47（1）：
207-214.

129. Sroussi HY, Epstein JB, Bensadoun RJ, et al. Com-
mon oral complications of head and neck cancer radia-
tion therapy：mucositis, infections, saliva change,
fibrosis, sensory dysfunctions, dental caries, peri-
odontal disease, and osteoradionecrosis. Cancer Med
2017：6（12）：2918-2931.

130. Murro D, Jakate S. Radiation esophagitis. Arch Pathol
Lab Med 2015：139（6）：827-830.

131. Loge L, Florescu C, Alves A. Radiation enteritis：di-
agnostic and therapeutic issues. J Visc Surg 2020：157
（6）：475-485

132. Brossard C, Lefranc AC, Simon JM, et al. Under-
standing molecular mechanisms and identifying key pro-
cesses in chronic radiation cystitis. Int J Mol Sci 2022：
23（3）：1836.

133. 中华医学会医学美容与美学分会皮肤美容学组.放射性皮炎诊疗专家共识.中华医学美学美容杂志，2021，27（05）：353-357.

134. 陈传本，陈晓钟，何侠，等.头颈部肿瘤放射治疗相关急性黏膜炎的预防与治疗指南.中华肿瘤防治杂志，2022，29（02）：79-91.

135. Kovich O，Otley CC. Thrombotic complications related to discontinuation of warfarin and aspirin therapy perioperatively for cutaneous operation.J Am Acad Dermatol，2003，48：233-237

136. Ang-Lee MK，Moss J，Yuan CS. Herbal medicines and perioperative care. JAMA 2001，286：208-216

137. Chang LK，Whitaker DC. The impact of herbal medicines on dermatologic surgery. Dermatol Surg，2001，27：759-763

138. Otley CC，Fewkes JL，Frank W，et al.Complications of cutaneous surgery in patients who are taking warfarin，aspirin，or nonsteroidal anti-inflammatory drugs. Arch Dermatol，1996，132：161-166

139. Bartlett GR. Does aspirin affect the outcome of minor cu-

taneous surgery. Br J Plast Surg, 1999, 52: 214-216

140. Alcalay J, Alkalay R. Controversies in perioperative management of blood thinners in dermatologic surgery: continue or discontinue. Dermatol Surg, 2004, 30: 1091-1094

141. MurthyS, Hawksworth NR, Cree I. Progressive ulce rative keratitis related to the use of topical chlorhexidine gluconate (0.02%) .Cornea, 2002, 21: 237-239

142. Maragh SL, Otley CC, Roenigk RK, et al. Anti-biotic prophylaxis in dermatologic surgery: updated guidelines. Dermatol Surg, 2005, 31: 83-91

143. Rhinehart MB, Murphy MM, Farley MF, et al. Sterile versus nonsterile gloves during Mohs micro-graphic surgery: infection rate is not affected. Der-matol Surg, 2006, 32: 170-176

144. Perelman VS, Francis GJ, Rutledge T, et al. Sterile versus nonsterile gloves for repair of uncomplicated lacerations in the emergency department: a rando- mized controlled trial. Ann Emerg Med, 2004, 43: 362-370

145. Lalloo MT. Sood S. Head and neck basal cell carcinoma:

treatment using a 2-mm clinical excision margin. Clin Otolaryngol Allied Sci, 2000, 25: 370-373

146. Bisson MA, Dunkin CS, Suvarna SK, et al. Do plastic surgeons resect basal cell carcinomas too widely. A prospective study comparing surgical and histological margins. Br J Plast Surg, 2002, 55: 293-297

147. Spencer JM. Pilot study of imiquimod 5% cream as adjunctive therapy to curettage and electrodesiccation for nodular basal cell carcinoma. Dermatol Surg, 2006, 32: 63-69

148. Smeets NW, Krekels GA, Ostertag J.U, et al. Surgical excision vs Moh's micrographic surgery for basal-cell carcinoma of the face: randomised controlled trial. Lancet, 2004, 364: 1766-1772

149. Mehrany K, Weenig RH, Pittelkow MR, et al. High recurrence rates of basal cell carcinoma after Mohs surgery in patients with chronic lymphocytic leukemia. Arch Dermatol, 2004, 140: 985-988

150. Huang CC, Boyce S, Northington M, et al. Randomized, controlled surgical trial of preoperative tumor

curettage of basal cell carcinoma in Mohs micrographic surgery.J Am Acad Dermatol，2004.

151.Dupont B，Mariotte D，Moldovan C，et al. Case report about fatal or near-fatal hypersensitivity reactions to cetuximab：anticetuximab IgE as a valuable screening test. Clin Med Insights Oncol. 2014，8：91-94.

152. Le Burel S，Champiat S，Routier E，et al. Onset of connective tissue disease following anti-PD1 / PD-L1 cancer immunotherapy. Ann Rheum Dis. 2018，77：468-470.

153. Yiu ZZN，Ali FR，Griffiths CEM. Paradoxical exacerbation of chronic plaque psoriasis by sorafenib. Clin Exp Dermatol. 2016，41：407-409.

154. Nikolaou V，Sibaud V，Fattore D，et al. Immune checkpoint-mediated psoriasis：A multicenter European study of 115 patients from the European Network for Cutaneous Adverse Event to Oncologic Drugs（ENCA-DO）group. J Am Acad Dermatol. 2021，84：1310-1320.

155. Halle BR，Betof Warner A，Zaman FY，et al. Im-

mune checkpoint inhibitors in patients with pre-existing psoriasis: safety and efficacy. J Immunother Cancer. 2021, 9: e003066..

156. Polito V, Genest G. Cold-induced urticaria exacerbated during treatment with pembrolizumab. J Allergy Clin Immunol Pract. 2022, S2213-2198 (22) 01195-3.

157. Beck KM, Dong J, Geskin LJ, et al. Disease stabilization with pembrolizumab for metastatic acral melanoma in the setting of autoimmune bullous pemphigoid. J Immunother Cancer. 2016, 4: 20.

158. Rofe O, Bar-Sela G, Keidar Z, et al. Severe bullous pemphigoid associated with pembrolizumab therapy for metastatic melanoma with complete regression. Clin Exp Dermatol. 2017, 42: 309-312.

159. J N, K S, C Q, et al. Autoimmune bullous skin disorders with immune checkpoint inhibitors targeting PD-1 and PD-L1. Cancer Immunol Res. 2016, 4: 383-389.

160. Kim ST, Pundole X, Dadu R, et al. Use of immune checkpoint inhibitors in cancer patients with pre-existing sarcoidosis. Immunotherapy. 2021, 13: 465-475.

161. Lu Y. FDG PET/CT course of pembrolizumab–associated multiorgan sarcoidosis. Clin Nucl Med. 2019, 44: 167-168.

162. Wang E, Kraehenbuehl L, Ketosugbo K, et al. Immune-related cutaneous adverse events due to checkpoint inhibitors. Ann Allergy Asthma Immunol. 2021, 126: 613-622.

163. Fischer A, Rosen AC, Ensslin CJ, et al. Pruritus to anticancer agents targeting the EGFR, BRAF, and CTLA-4. Dermatol Ther. 2013, 26: 135-148.

164. Wu J, Lacouture ME. Pruritus associated with targeted anticancer therapies and their management. Dermatol Clin. 2018, 36: 315-324.

165. Malviya N, Tattersall IW, Leventhal J, et al. Cutaneous immune-related adverse events to checkpoint inhibitors. Clin Dermatol. 2020, 38: 660-678.

166. Arbour KC, Mezquita L, Long N, et al. Impact of baseline steroids on efficacy of programmed cell death-1 and programmed death-ligand 1 blockade in patients with non-small-cell lung cancer. J Clin Oncol. 2018,

36: 2872-2878.

167.Shao W, Zhou Q, Tang X. Current and emerging treatment options for lung cancer in patients with pre-existing connective tissue disease. Pulm Pharmacol Ther. 2020, 63: 101937.

168.Kennedy LC, Bhatia S, Thompson JA, et al. Preexisting autoimmune disease: implications for immune checkpoint inhibitor therapy in solid tumors. J Natl Compr Canc Netw. 2019, 17: 750-757.

169.Nakamura Y, Tanaka R, Asami Y, et al. Correlation between vitiligo occurrence and clinical benefit in advanced melanoma patients treated with nivolumab: A multi-institutional retrospective study. J Dermatol. 2017, 44: 117-122.

170. Gutzmer R, Wollenberg A, Ugurel S, Homey B, Ganser A, Kapp A. Cutaneous side effects of new antitumor drugs: clinical features and management. Dtsch Arztebl Int. 2012, 109: 133-140.

171. Creamer D, Walsh SA, Dziewulski P, et al. U. K. guidelines for the management of Stevens-Johnson syn-

drome/toxic epidermal necrolysis in adults 2016. Br J Dermatol. 2016, 174: 1194-1227.

172. Brahmer JR, Lacchetti C, Schneider BJ, et al. Management of immune-related adverse events in patients treated with immune checkpoint inhibitor therapy: American Society of Clinical Oncology Clinical Practice Guideline. J Clin Oncol. 2018, 36: 1714-1768.

173. Zimmermann S, Sekula P, Venhoff M, et al. Systemic immunomodulating therapies for Stevens-Johnson syndrome and toxic epidermal necrolysis: a systematic review and meta-analysis. JAMA Dermatol. 2017, 153: 514-522.

174. Damsky W, Kole L, Tomayko MM. Development of bullous pemphigoid during nivolumab therapy. JAAD Case Rep. 2016, 2: 442-444.

175. Joly P, Roujeau JC, Benichou J, et al. A comparison of oral and topical corticosteroids in patients with bullous pemphigoid. N Engl J Med. 2002, 346: 321-327.

176. Ridpath AV, Rzepka PV, Shearer SM, et al. Novel use of combination therapeutic plasma exchange and

rituximab in the treatment of nivolumab—induced bullous pemphigoid. Int J Dermatol. 2018, 57: 1372–1374.

177. Patel AB, Pacha O. Skin reactions to immune checkpoint inhibitors. Adv Exp Med Biol. 2018, 995: 117–129.

178. Coleman E, Ko C, Dai F, et al. Inflammatory eruptions associated with immune checkpoint inhibitor therapy: a single – institution retrospective analysis with stratification of reactions by toxicity and implications for management. J Am Acad Dermatol. 2019, 80: 990–997.

179. Fischer A, Rosen AC, Ensslin CJ, et al. Pruritus to anticancer agents targeting the EGFR, BRAF, and CTLA–4. Dermatol Ther. 2013, 26: 135–148.

180. Jacot W, Bessis D, Jorda E, et al. Acneiform eruption induced by epidermal growth factor receptor inhibitors in patients with solid tumours. Br J Dermatol. 2004, 151: 238–241.

181. Jatoi A, Dakhil SR, Sloan JA, et al. Prophylactic tet-

racycline does not diminish the severity of epidermal growth factor receptor （EGFR） inhibitor-induced rash: results from the North Central Cancer Treatment Group （Supplementary N03CB）. Support Care Cancer. 2011, 19: 1601-1607.

182. Vezzoli P, Marzano AV, Onida F, et al. Cetuximab-induced acneiform eruption and the response to isotretinoin. Acta Derm Venereol. 2008, 88: 84-86.

183. Segaert S, Tabernero J, Chosidow O, et al. The management of skin reactions in cancer patients receiving epidermal growth factor receptor targeted therapies. J Dtsch Dermatol Ges. 2005, 3: 599-606.

184. Segaert S, Van Cutsem E. Clinical management of EGFRI dermatologic toxicities: the European perspective. Oncology （Williston Park）. 2007, 21 （11 suppl 5）: 22-26.

185. Robert C, Sibaud V, Mateus C, et al. Advances in the management of cutaneous toxicities of targeted therapies. Semin Oncol. 2012, 39: 227-240.

186. Falchook GS, Long GV, Kurzrock R, et al. Dab-

rafenib in patients with melanoma, untreated brain metastases, and other solid tumours: a phase 1 dose-escalation trial. Lancet. 2012, 379: 1893-1901.

187. LaPresto L, Cranmer L, Morrison L, et al. A novel therapeutic combination approach for treating multiple vemurafenib-induced keratoacanthomas: systemic acitretin and intralesional fluorouracil. JAMA Dermatol. 2013, 149: 279-281.

188. Huang V, Hepper D, Anadkat M, et al. Cutaneous toxic effects associated with vemurafenib and inhibition of the BRAF pathway. Arch Dermatol. 2012, 148: 628-633.

189. Cleveland MG, Ajaikumar BS, Reganti R. Cutaneous fibrosis induced by docetaxel: a case report. Cancer 2000, 88: 1078-39. Dorr RT, Alberts DS. Vinca alkaloid skin toxicity: antidote and drug disposition studies in the mouse. J Natl Cancer Inst 1985, 74: 113-120.

190. Parashos PJ. A rational approach for the management of tissue extravasation due to antineoplastic drugs. Micro-

link Update 1986, 2: 13-15.

191. Bellone JD. Treatment of vincristine extravasation. JA-MA 1981, 245: 343.

192. Solberg Jr LA, Wick MR, Bruckman JE. Doxorubicin-enhanced skin reaction after whole-body electron-beam irradiation for leukemia cutis. Mayo Clin Proc 1980, 55: 711-715.

193. Kido M, Tago O, Fujiwara H, et al. Leg ulcer associated with hydroxyurea treatment in a patient with chronic myelogenous leukaemia: successful treatment with prostaglandin E1 and pentoxifylline. Br J Dermatol 1998, 139: 1124-1126.

194. Salvo N, Barnes E, van Draanen J, et al. Prophylaxis and management of acute radiation-induced skin reactions: a systematic review of the literature. Curr Oncol. 2010, 17 (4): 94-112.

195. Hemati S, Asnaashari O, Sarvizadeh M et al. Topical silver sulfadiazine for the prevention of acute dermatitis during irradiation for breast cancer. Support Care Cancer. 2012, 20 (8): 1613-8. https: //doi.org/10.1007/

s00520-011-1250-5.

196. Olascoaga A, Vilar-Compte D, Poitevin-Chacon A et al. Wound healing in radiated skin: pathophysiology and treatment options. Int Wound J. 2008, 5 (2): 246-257.

197. Kulshrestha S, Chawla R, Singh S et al. Protection of sildenafil citrate hydrogel against radiation-induced skin wounds. Burns. 2019.

198. Perkins JL, Liu Y, Mitby PA et al. Nonmelanoma skin cancer in survivors of childhood and adolescent cancer: a report from the childhood cancer survivor study. J Clin Oncol. 2005, 23 (16): 3733-3741.

199. Trivedi A, DeWitt CM, McGevna L. Radiation-induced circumscribed superficial morphea after brachytherapy for endometrial adenocarcinoma. Int J Womens Dermatol. 2017, 3 (4): 234-236.

200. Nguyen T, Kwan JM, Ahmed AR. Relationship between radiation therapy and bullous pemphigoid. Dermatology. 2014, 229 (2): 88-96.

201. Jones JA, Chavarri-G Y, Corrêa LBC, et al. MASCC/

ISOO expert opinion on the management of oral problems in patients with advanced cancer. Support Care Cancer, 2022, 30: 8761-8773.

202. Erratum to "MASCC/ISOO clinical practice guidelines for the management of mucositis secondary to cancer therapy".Cancer, 2021, 127: 3700.

203. Vigarios E, Epstein JB, Sibaud V. Oral mucosal changes induced by anticancer targeted therapies and immune checkpoint inhibitors. Support Care Cancer, 2017, 25: 1713-1739.

204. Dougan M, Blidner AG, Choi J, et al. Multinational Association of Supportive Care in Cancer (MASCC) 2020 clinical practice recommendations for the management of severe gastrointestinal and hepatic toxicities from checkpoint inhibitors.Support Care Cancer, 2020, 28: 6129-6143.

205. Zhuangzhuang Zheng, Xin Zhao, Qin Zhao, et al. The Effects of Early Nutritional Intervention on Oral Mucositis and Nutritional Status of Patients With Head and Neck Cancer Treated With Radiotherapy. Front On-

col. 2021 Feb 1；10：595632.

206. Balma García-Gozalbo, Luis Cabañas-Alite. A Narrative Review about Nutritional Management and Prevention of Oral Mucositis in Haematology and Oncology Cancer Patients Undergoing Antineoplastic Treatments. Nutrients. 2021 Nov 15；13（11）：4075.

207. 中国抗癌协会肺癌专业委员会，EGFR-TKI不良反应管理专家共识．中国肺癌杂志，2019，22（2）：57-81.

208. 中国临床肿瘤学会指南工作委员会，中国临床肿瘤学会（CSCO）恶性肿瘤患者营养治疗指南2019．北京：人民卫生出版社，2019.

209. 中国临床肿瘤学会抗肿瘤药物安全管理专家委员会，中国临床肿瘤学会肿瘤支持与康复治疗专家委员会，抗肿瘤治疗引起急性口腔黏膜炎的诊断和防治专家共识．临床肿瘤学杂志，2021，26（5）：449-459

210. Debora Basile, Paola Di Nardo, Carla Corvaja, et al. Mucosal Injury during Anti-Cancer Treatment：From Pathobiology to Bedside. Cancers. 2019，11，857；

211.抗肿瘤治疗引起急性口腔黏膜炎的诊断和防治专家共识[J].临床肿瘤学杂志，2021，26（05）：449-459.

212.Sonis S T，Elting L S，Keefe D，et al. Perspectives on cancer therapy-induced mucosal injury：pathogenesis，measurement，epidemiology，and consequences for patients[J]. Cancer，2004，100（9 Suppl）：1995-2025.

213.Cinausero M，Aprile G，Ermacora P，et al. New Frontiers in the Pathobiology and Treatment of Cancer Regimen – Related Mucosal Injury[J]. Front Pharmacol，2017，8：354.

214.乔瑞、姜祎群.常见分子靶向抗肿瘤药物皮肤不良反应及诊治的研究进展.中国皮肤性病学杂志，2021，35（9）：1054-1058.

215.胡泰然，闫言，王宝玺.BCR-ABL抑制剂的皮肤不良反应及其发生机制研究进展.医学综述，2021，27（22）：4475-4480.

216.Chiang TY，Hsu HC，Jane SW，et al. EGFRI-associated health-related quality of life by severity of skin toxicity in metastatic colorectal cancer patients receiving epidermal growth factor receptor inhibitor target therapy. Support Care Cancer. 2020：28（10）：4771-4779.

217.Yu Z，Dee EC，Bach DQ，et al. Evaluation of a Comprehensive Skin Toxicity Program for Patients Treated With Epidermal Growth Factor Receptor Inhibitors at a Cancer Treatment Center. JAMA Dermatol. 2020：156（10）：1079-1085.

218.Long V，Choi EC，Tan CL. Supportive oncodermatology-a narrative review of its utility and the way forward. Support Care Cancer. 2021：29（9）：4931-4937.

219.Hsu HT，Yu CC，Lee YH，et al. Association between dermatologic adverse events and quality of life in lung cancer patients treated with epidermal growth factor receptor-tyrosine kinase inhibitors. Support Care Cancer. 2022：30（11）：9211-9219.

220.Lu S，Shih JY，Jang TW，et al. Afatinib as First-Line Treatment in Asian Patients with EGFR Mutation-Positive NSCLC：A Narrative Review of Real-World Evidence. Adv Ther. 2021：38（5）：2038-2053.

221. Zhang Q，Zheng J，Wang W，et al. The Anticancer Effect of Metformin Combined with Epidermal Growth Factor Receptor Tyrosine Kinase Inhibitors in Non-small Cell Lung Cancer Patients with or Without Type 2 Diabetes Mellitus：A Systematic Review and Meta-analysis. Oncol Ther. 2022：10（2）：363-375.

222. Gjoerup O，Brown CA，Ross JS，et al. Identification and Utilization of Biomarkers to Predict Response to Immune Checkpoint Inhibitors. AAPS J. 2020，22（6）：132.

223. Garg K，Pasricha R，Gurjar HK，et al. Craniotomy incision site tumor implantation in a patient with metastatic breast carcinoma. Indian J DermatolVenereolLeprol2014：80（5）：471-473.

224. 张学军. 皮肤外科. 皮肤性病学. 人民卫生出版社 第9版：89.

225. 张福奎. 伤口换药. 外科基本操作处置技术. 人民卫生出版社. 第3版：237.

226. 任媛，王元元，鲁元刚等，局部光动力疗法治疗皮肤恶性肿瘤的远期疗效评价，重庆医学，2017，46（4）：1373-1374.

227.中国临床肿瘤学会肿瘤热疗专家委员会，肿瘤热疗中国专家共识.实用肿瘤杂志.2020，35（1）：1-10.

228.陈越，郑军，谭潇.光动力疗法在肿瘤治疗中的研究进展.实用医学杂志，2019，35（16）：2517-2520

229.李正霞，张芳芳，赵睿娟.光动力疗法对恶性皮肤肿瘤及癌前期皮肤病疗效及不良反应. 实用癌症杂志，2022，37（6）：1029-1031.

230.王国安，吴宏成，光动力治疗在呼吸道肿瘤中的临床应用.现代实用医学，2020，32（1）：7-8.

231.Gavazzi S， van Lier ALHMW，Zachiu C，et al. Advanced patient-specific hyperthermia treatment planning. Int J Hyperthermia2020，37（1）：992-1007.

232.Denman DL，Legorreta RA，Kier AB，et al. Therapeutic responses of spontaneous canine malignancies to combinations of radiotherapy and hyperthermia. Int J Radiat Oncol Biol Phys 1991：21（2）：415-422.

233.RkeinAM，Ozog DM. Photodynamic therapy. Dermatol-

Clin 2014: 32 (3): 415-425, x.

234.Cheng Y, Weng S, Yu L, et al. The Role of Hyperthermia in the Multidisciplinary Treatment of Malignant Tumors. Integr Cancer Ther 2019: 18: 1534735419876345.

235.Balzani A, Clerico R, Schwartz RA, et al. Cutaneous implantation metastasis of cholangiocarcinoma after percutaneous transhepatic biliary drainage. Acta Dermatovenerol Croat 2005, 13 (2): 118-121.

236.Gould MK, Garcia DA, Wren SM, et al. Prevention of VTE in nonorthopedic surgical patients: Antithrombotic Therapy and Prevention of Thrombosis, 9th ed: American College of Chest Physicians Evidence-Based Clinical Practice Guidelines. Chest 2012, 141 (2 Suppl): e227S-e277S.

237.Kuramoto K, Beppu T, Nitta H, et al. Hepatic Resection Followed by Hepatic Arterial Infusion Chemotherapy for Hepatocellular Carcinoma with Intrahepatic Dissemination. Anticancer Res 2018, 38 (1): 525-531.

238.Therasse P, Arbuck SG, Eisenhauer EA, et al. New

guidelines to evaluate the response to treatment in solid tumors. European Organization for Research and Treatment of Cancer, National Cancer Institute of the United States, National Cancer Institute of Canada. J Natl Cancer Inst 2000, 92（3）: 205-216.

239. Yan QH, Xu DG, Shen YF, et al. Observation of the effect of targeted therapy of 64-slice spiral CT combined with cryoablation for liver cancer. World J Gastroenterol 2017, 23（22）: 4080-4089.

240. Petrowsky H, Fritsch R, Guckenberger M, et al. Modern therapeutic approaches for the treatment of malignant liver tumours. Nat Rev Gastroenterol Hepatol 2020, 17（12）: 755-772.